认识我们的身体

25堂趣味人体启蒙课

陈盈盈◎著 黄美玉◎绘

U0336643

台海出版社

北京市版权局著作合同登记号：图字 01-2021-6644

Ⅰ中文简体字版 © 2022 年，由台海出版社有限公司出版。
Ⅱ本书由远足文化事业股份有限公司（快乐文化）正式授权，经由凯琳国际文化代理，由台海出版社有限公司独家出版中文简体字版本。非经书面同意，不得以任何形式任意重制、转载。本著作限于中国大陆地区发行。

图书在版编目（CIP）数据

认识我们的身体 : 25 堂趣味人体启蒙课 / 陈盈盈著
. -- 北京 : 台海出版社 , 2022.3
ISBN 978-7-5168-3223-3

Ⅰ .①认… Ⅱ .①陈… Ⅲ .①人体—青少年读物
Ⅳ .① R32-49

中国版本图书馆 CIP 数据核字（2022）第 025904 号

认识我们的身体：25 堂趣味人体启蒙课

著　　者：陈盈盈　　　　　　　　绘　　者：黄美玉

出 版 人：蔡　旭　　　　　　　　封面设计：末末美书
责任编辑：魏　敏

出版发行：台海出版社
地　　址：北京市东城区景山东街 20 号　邮政编码：100009
电　　话：010-64041652（发行，邮购）
传　　真：010-84045799（总编室）
网　　址：www.taimeng.org.cn/thcbs/default.htm
E－m a i l：thcbs@126.com

经　　销：全国各地新华书店
印　　刷：三河市嘉科万达彩色印刷有限公司
本书如有破损、缺页、装订错误，请与本社联系调换

开　　本：880 毫米 ×1230 毫米　　　1/32
字　　数：105 千字　　　　　　　　印　　张：5.5
版　　次：2022 年 3 月第 1 版　　　 印　　次：2022 年 5 月第 1 次印刷
书　　号：ISBN 978-7-5168-3223-3

定　　价：49.80 元

目录

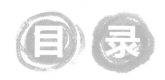

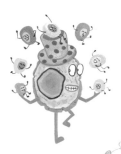

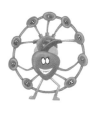

5 运动与平衡

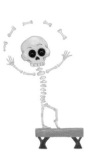

6 感官世界

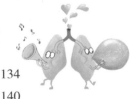

7 呼吸与排泄

8 生殖与遗传

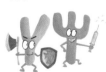

9 人体免疫力

适合全家边玩边学的小游戏

外科医师　刘宗瑀（小刘医师）

当了妈妈之后，陪着孩子洗澡、更衣，追着孩子满房间跑要穿脱尿不湿，我开始一边跟着孩子认识身体的结构，一边从中不断地发现人体隐藏的秘密与乐趣。

为什么肚脐那边有个洞？肚子饿时的咕噜声是从哪边传出来的？为什么耳朵会听到声音？十万个为什么，随着孩子发现身体各个部位的不同而展开，这是一本在认识人体功能与越发重要的身体界线时家庭必备的书籍。

如今这本书更有趣的一点，是结合了市面上常见的身体结构介绍与非常独特的居家小实验游戏，帮助孩子们更进一步认识：

为何小肠是长长的一条？增加长度可以加强食物吸收吗？

为什么我们的皮肤会有感觉？一个点或两个点刺激的感觉是如何区分的？把身体分门别类成各大系统，并且将游戏DIY，深入浅出带领孩子理解各器官的运作原理，是非常令人惊奇的。

每项小游戏也都有医学实验依据。比如皮肤两点刺激实验，将两根吸管斜剪靠拢后同时用尖端去触点手掌、手背、指尖等不同区域，这是在神经科临床上会实际测试的两点刺激，用此方法测试病人的触觉感受能力。通常正常人可区分的距离差为：指尖2~4毫米、指背4~6毫米、手背2~3厘米、躯干6~7厘米。可见我们对不同部位的皮肤的感受能力不同。这些游戏都是非常简单又有意义的，很适合全家一起边玩边学习。

一起探索人体小宇宙

陈盈盈

学习应该是充满乐趣的。

记得小时候，看见大人手背上的青筋，心里充满了疑问。妈妈说青筋是血管，里面装满了血液，我觉得血液就像人体里的河流，好有趣啊！为什么人体需要血液？流血了，该怎么办？食物吃进身体里，会发生什么事？跑完步，心脏好像要从胸口里跳出来，又是怎么回事呢？如果孩子天生对于事物有好奇心，可以从学习中得到满足与启发，会是件多么开心的事啊！

通过科学的进步，我们了解到，人体内部其实在复杂、精细而完美地运作着。即使到今天，科学家仍不断努力探究，想解开许多人体的奥秘。然而，一般人对于身体如何运作，甚至是对各个器官的基本了解，往往也很有限。

通过动手操作，孩子可以很有效地学习，也能够激发出更多对于科学探索的热情。看似简单而理所当然的事情，背后都有着不简单的原理。

期待通过动手实验，让孩子体验学习的乐趣，用家中随手可得的简易用品，安全轻松地操作。本书内容主题涵盖身体主要器官，搭配深入浅出的说明，并参考初中、高中生物课本的篇章安排，对细胞、消化和循环、认识大脑、运动、各种感官、呼吸与排泄、生殖遗传、病毒与人体免疫力逐一进行讲解。每个单元最后的"健康小常识"帮助孩子树立正确的健康观念，学会照顾自己。

期待孩子能从亲自操作和浅显的文字阅读中得到乐趣，让科学知识从小扎根。

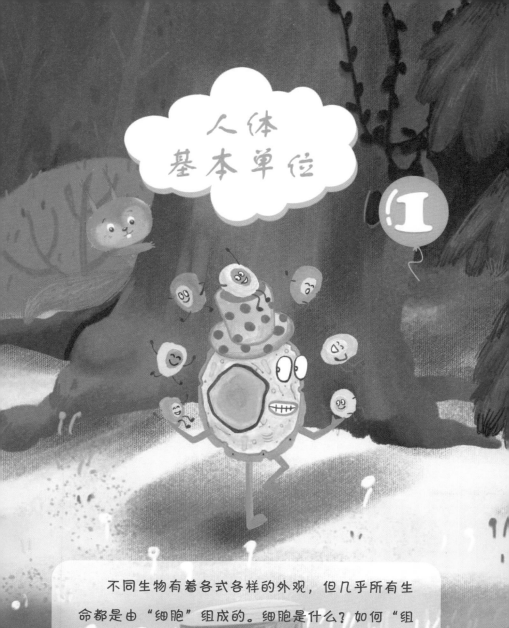

人体
基本单位

1

不同生物有着各式各样的外观，但几乎所有生命都是由"细胞"组成的。细胞是什么？如何"组装"成复杂的人体？小小的细胞，看似简单，学问可大了！

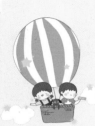
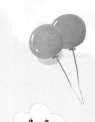

人体细胞
是什么样子呢

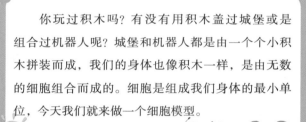

你玩过积木吗？有没有用积木盖过城堡或是组合过机器人呢？城堡和机器人都是由一个个小积木拼装而成，我们的身体也像积木一样，是由无数的细胞组合而成的。细胞是组成我们身体的最小单位，今天我们就来做一个细胞模型。

动手小实验

准备材料

少量果冻粉（约100克，可选择自己喜爱的口味）

可盛装450毫升热水的容器或瓶子

一个干净的小号密封袋

一颗小番茄或葡萄

1 在大人的协助下，在瓶子里装进大约450毫升（量米杯大约三杯）的开水。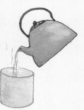

2 将100克左右的果冻粉倒入瓶子里，均匀搅拌。

3 将热乎乎的果冻先在室温下冷却。

4 趁果冻凝结之前，小心倒入密封袋内，尽可能多装一些。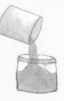

5 放进一颗洗干净的小番茄或葡萄。

6 将密封袋的边缘仔细封好，平铺在冰箱内，将水果置于密封袋的中心，小心别弄破袋子。

7 耐心等待一到两个小时，再将塑料袋从冰箱里拿出来，平放在桌上。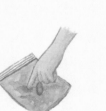

8 用手指轻戳或按压塑料袋，果冻就会跟着改变形状。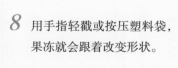

这个装满果冻的袋子，就是一个放大了无数倍的细胞模型，大部分细胞会主动或被动改变形状。塑料袋代表保护细胞外缘的细胞膜；里面的水果代表细胞的指挥中心——细胞核；果冻则代表填充在细胞里的物质，称为细胞质。当你完成这些观察，就可以把果冻和水果从袋里倒出来，享受美食。

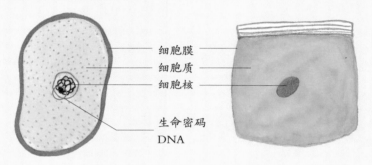

细胞膜
细胞质
细胞核

生命密码
DNA

▲ 果冻袋（右）是放大的细胞模型。

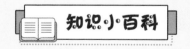

▲ 生命的基本单位

各式各样的细胞组合在一起，彼此分工合作才成为人体。细胞非常小，小到必须通过显微镜才能观察到。人的眼睛、皮肤、肌肉、骨头、内脏和大脑等，都是由不同的细胞组成的。

细胞是很神奇的生命体，像某些细菌或变形虫是由一个单独的细胞构成的，但是人体里的细胞可厉害啦！除了细胞数量多，不同的细胞，功能也不同。每个小朋友的生命，是由爸爸的精细胞和妈妈的卵细胞结合而成的。随着细胞不断增殖和分裂，细胞的形状和功能也变得大异其趣。例如，红细胞将氧气运送到身体各处；肌肉细胞组合成的肌肉帮助人运动；大部分由神经细胞组成的大脑，可以让人思考、记忆、运算等。

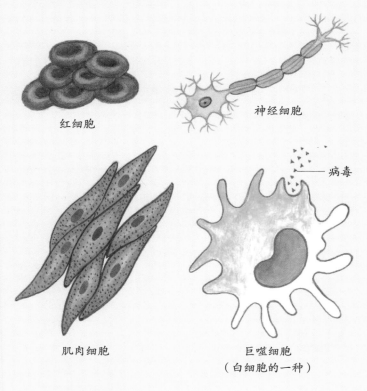

红细胞

神经细胞

病毒

肌肉细胞

巨噬细胞
（白细胞的一种）

▲ 人体由各式各样的细胞组合在一起。

▲ 细胞里有什么?

动物细胞的外层是薄薄的细胞膜,就像细胞的皮肤,包围并保护细胞内的物质,细胞膜上有细微的洞孔,可以让物质进出细胞。位于细胞壁与细胞核之间的则是细胞质,也就是细胞的身体,它里面有各种功能的小物质,能够帮助细胞进行它们的任务与新陈代谢。

细胞的中心点是细胞核,就是细胞的指挥中心,里面有细胞的生命密码"DNA"(生物遗传物质),指挥细胞该做什么事情,例如细胞数量不够了,或是老化了,细胞核就会指挥细胞分裂,形成一模一样的两个细胞,然后再各自分裂。每天,人体里都有许多细胞老化、死去,然后长出新的细胞,这样,我们的身体才能长大,伤口也会逐渐愈合。

通过细胞,我们逐渐了解了人体到底是如何运作的,一直到现在,科学家都在非常努力地研究细胞。

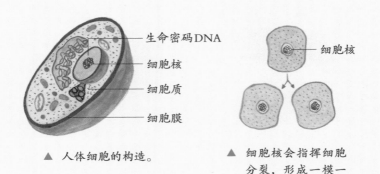

生命密码DNA

细胞核

细胞质

细胞膜

细胞核

▲ 人体细胞的构造。

▲ 细胞核会指挥细胞分裂,形成一模一样的两个细胞。

▲ 要保证充足的睡眠

祖母轻轻哼着摇篮曲："婴仔婴婴困，一暝大一寸……"虽然婴儿一个晚上长不了一寸高，不过，婴儿在晚上睡觉的时候会长高，不是完全没有依据的。

孩子晚上睡觉的时候，身体会分泌一种"生长激素"，可促进细胞分裂，长出新的细胞，帮助发育，小朋友就在不知不觉中长高，身体也变得更壮了。长大以后，虽然不会再长高，但是生长激素还是会修补受伤的细胞和组织。

此外，睡眠对于大脑的发育和身体活力的恢复也很重要。所以，小朋友每天都要早早上床睡觉，睡得好，才会有聪明的头脑和健康的身体啊！

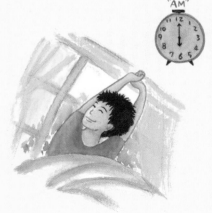

食物与消化

肚子饿了，想吃点东西吗？有没有想过，我们为什么要吃东西呢？吃进去的东西，在身体里又发生了什么变化？食物从下肚到排出粪便，可以说是经历了一连串漫长又复杂的旅程呢！

食物在肠胃道中
如何移动

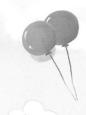
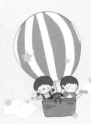

我们每天都需要进食，想知道我们吃下的食物在身体里是如何移动的吗？通过简单的挤牙膏实验就可以知道了！

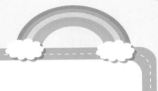

动手小实验

准备材料

一个纸杯
（或塑料杯）

一支牙膏

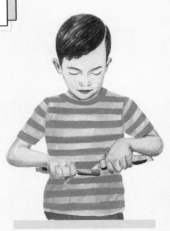

1 将牙膏的盖子拧紧。

2 手指沿着牙膏的不同方向挤压。

3 将盖子拿掉，然后对准纸杯。

4 再用手指将牙膏挤进纸杯内。

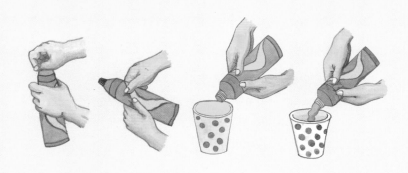

对比结论

实验中，牙膏代表我们胃里的食物，牙膏盖代表连接小肠和胃的幽门；纸杯代表小肠，手指从不同方向挤压牙膏，则代表食物在胃中不断地被搅拌与消化。

我们的胃就像一个袋子，挂在腹腔的左上方。食物从口腔进入，经过食道，到达胃，再被送到小肠。

胃的弹性很大，可以容纳我们一餐所吃下的食物。胃还有很厚的肌肉层，通过不断地收缩、挤压，能将食物磨碎，使其与消化酶充分混合。

▲ 消化道将食物缓慢推送

当我们将牙膏盖拿掉，挤压牙膏，就代表食物在胃中消化得差不多了，需要被送入小肠中的十二指肠。这时，胃和十二指肠相接处的"幽门"会打开，让食物缓缓通过，食物就会在肠道中进一步被消化和吸收。

消化道中的肌肉会规律性地收缩，自动将食物往前推送。食物在食道、胃和小肠中移动的方式，就像挤牙膏一样，朝着固定的方向缓慢前进。

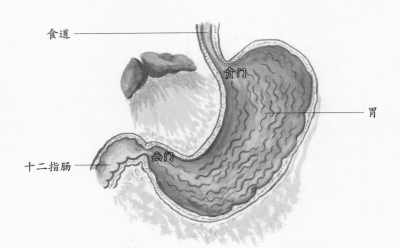

食道

贲门

胃

幽门

十二指肠

▲ 胃和食道、十二指肠的相接处分别
是贲门、幽门，平时都是关闭的，
只有在食物通过时，才会打开。

▲ 身体资源回收厂

身体需要食物提供热量，供应每天的活动和新陈代谢，因此，每隔一段时间，我们就需要进食。而消化系统就是我们身体里的超级资源回收厂，在这座大工厂内，根据食物种类的不同，也有各种不同的"消化酶"。消化酶会把食物变成更小的分子结构，使其更好地被身体吸收与利用。其中，有些转换为身体活动时消耗的热量，有些则成为我们身体的一部分。

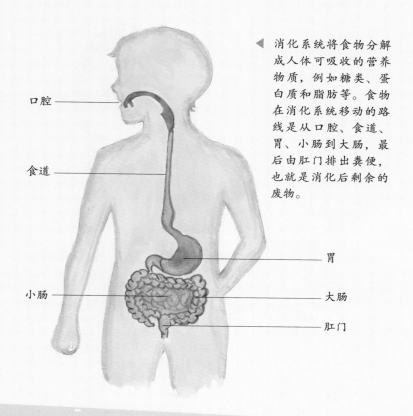

◀ 消化系统将食物分解成人体可吸收的营养物质，例如糖类、蛋白质和脂肪等。食物在消化系统移动的路线是从口腔、食道、胃、小肠到大肠，最后由肛门排出粪便，也就是消化后剩余的废物。

口腔

食道

小肠

胃

大肠

肛门

▲ 口腔是消化食物的第一站

我们的唾液（口水）就是一种消化酶，能够将食物中的淀粉分解成更小的分子。

张开嘴巴，可以看到形状各异的牙齿，这些不同形状的牙齿，作用也各不相同。例如门齿可以将食物切割成小块状；形状尖锐的犬齿用来撕裂食物；后方的臼齿则负责将食物研磨得更细。

食物经过牙齿的咀嚼，和唾液混合，食物中的淀粉就会慢慢被分解，进一步被身体吸收。

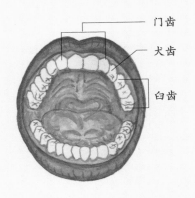

门齿

犬齿

臼齿

▶ 形状和功能各异的牙齿。人在成年以后，上下排牙齿的后方，将在左右各长出一颗智齿。

▲ 胃酸分解蛋白质

"胃酸"是胃分泌的消化液，酸性很高，能够杀死细菌，并分解我们所吃下的蛋白质，像肉类或是豆制品。胃中有食物时，胃会缓慢地收缩蠕动，让食物和胃酸充分搅拌后再进入小肠。

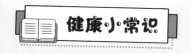

▲ 细嚼慢咽让肠胃更健康

当我们看到、闻到，甚至只要联想到美味的食物时，大脑就会下令口腔分泌唾液，准备开始工作了。

含有淀粉的食物在口腔内被分解成较小的分子，方便肠胃消化吸收。虽然淀粉的糖分不高，但是分解成更小的分子之后，就很香甜了。所以我们在进食的时候要细嚼慢咽，让食物在嘴里多停留片刻。淀粉在口腔中被分解得越小，食物就越美味可口。

食物在口腔中被咀嚼、研磨得越细，进入胃和小肠之后，就越能减轻胃和小肠的工作量。

除此之外，细嚼慢咽也是减肥的好方法。细嚼慢咽可以让食物慢慢进入消化系统，当肠胃工作一段时间之后，就会将信息传递给大脑，提醒我们已经吃饱了，这时，我们就会有饱腹感，进而停止进食。反之，狼吞虎咽的话，肠胃的信息来不及传递给大脑，我们会持续进食，这往往就会导致饮食过量，造成肥胖。

小肠吸收营养的秘密

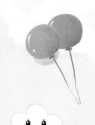
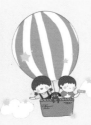

　　小朋友，你知道我们吃进去的食物，在哪里被吸收成为身体需要的营养吗？答案是"小肠"。小肠是如何吸收食物中的养分呢？通过简单的小实验，就可以了解咯！

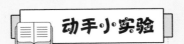

准备材料

一卷有颜色
的胶带

一支油性
签字笔

四张
厨房纸巾

一个
透明玻璃杯

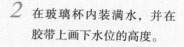

进行步骤

1 将胶带贴在玻璃杯的侧面，从瓶底到瓶口以纵向方式贴好。

2 在玻璃杯内装满水，并在胶带上画下水位的高度。

3 将一张纸巾对折，再反复对折三次之后，成为一个小方形。

4 将纸巾放进杯内，并完全浸泡于水中。当纸巾吸进水之后，再从杯内取出，然后在水位高度上做一个记号。

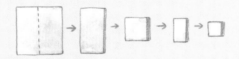

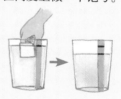

5 再次将杯子装满水，和第一次的水位高度相同。

6 这次将三张纸巾叠在一起，反复对折四次之后，将纸巾完全浸泡于水中。

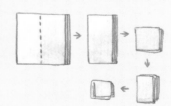

7 把吸满水的纸巾取出，同样在胶带上做出水位高度的记号。

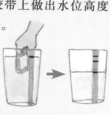

结果发现，三张纸巾叠在一起同时浸泡后减少的水量，会比只浸泡一张叠在一起的纸巾减少的水量多许多。

如同折叠后的纸巾，人体的小肠里也有许多环状褶皱的内层，上面还有大量的"绒毛"，帮助我们吸收食物的养分。

知识小百科

▲ 消化与吸收食物的通道

食物经过口腔和胃的初步消化后，就来到了小肠。小肠有4~6米，是一条很长的食物通道，我们所吃下的食物，主要就在这里被消化与吸收。

小肠的最前端是"十二指肠"，大约是十二根手指头并排加起来的长度。这里有来自肝脏和胰脏的消化酶，能够将食物中的营养成分，例如糖类、蛋白质和脂肪，分解成更小的分子结构，以便让身体吸收和利用。

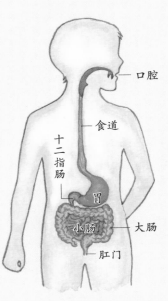

▲ 我们吃下的食物，在小肠被消化与吸收。

▲ 小肠通过绒毛吸收养分

　　小肠是人体消化系统中相当重要的器官，负责将食物中的养分吸收到身体里。小肠的最内层是皱褶状的组织，上面布满了一根根细小的绒毛。胃的蠕动将食物与胃液混合成像粥一样的物质，这些物质就是食糜。食糜从胃进入小肠后，会被小肠外层的肌肉慢慢推挤前进。食糜的营养素就通过绒毛逐步被吸收，再经由血液循环到全身。

　　如果将小肠内层完全摊开，有半个篮球场那么大，而拥有如此大的面积，小肠才能够将食物中的营养成分尽可能地吸收到体内。

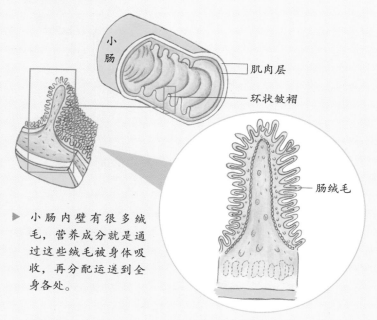

小肠

肌肉层

环状皱褶

肠绒毛

▶ 小肠内壁有很多绒毛，营养成分就是通过这些绒毛被身体吸收，再分配运送到全身各处。

▲ 粪便的形成

小肠将食物中的营养成分吸收之后，剩余的物质就会被送到大肠。大肠是消化系统的最后一站，它的形状像一个"∏"字形，大肠会吸取食物残渣中的水分和电解质。之后，这些残渣经过大肠肌肉的推送，缓慢前进，最后形成固体状的粪便，经由大肠末端的开口——肛门，排出体外。

食物从进入我们的口腔，到形成粪便排出为止，通常需要经过20~24个小时的漫长旅程。

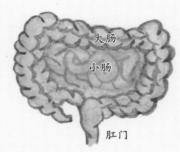

▲ 大肠的形状像一个"∏"字形。

▲ 大肠内的共生细菌

从大肠里可以发现人类和细菌共生的关系，这里住了一些有益于人体的细菌，最常见的就是"大肠杆菌"。这些细菌以人体消化后的食物残渣为食，并制造出许多对身体相当重要的维生素，例如叶酸、维生素K等。它们依赖人体生存，对人类而言也相当重要。

▲ 多吃蔬果会帮助排便

食物被正常消化时，粪便在大肠移动的速度很慢，但是，如果我们吃了不干净的食物，肠胃受到刺激，就会快速蠕动，这时食物中的水分来不及被大肠吸收，粪便无法成形，就会出现腹泻的情况。

通常，排便的过程是顺畅而不费力的。常见的排便问题，多是因为蔬菜水果的摄取量不足，粪便在大肠的移动速度变得更慢，过量的水分被吸收，粪便就变得又干又硬，造成排便困难，就是俗称的"便秘"。久而久之，就可能出现病变。蔬菜水果除了提供身体必要的营养素之外，其中富含的纤维素能够帮助排便，所以我们最好每餐都能摄取足量的蔬果，维持肠胃道的健康。

虽然我们无法直接看到食物在体内被消化吸收的过程，但通过观察粪便和排便的情况，也可以略知一二。

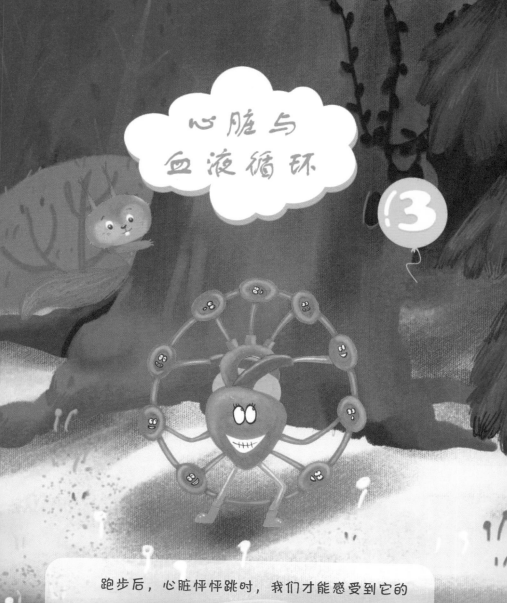

跑步后，心脏怦怦跳时，我们才能感受到它的存在。其实，心脏是身体最辛苦的器官，永远没有休息的时候，除非……呵呵！

这颗跳个不停的心脏到底在忙什么呀？

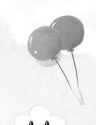

自己来做
听诊器

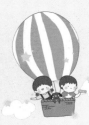

看病时，有时候医生会用听诊器为你做检查，看起来似乎很神气，其实医生是利用听诊器听你的心跳声。你也可以自己动手做一个听诊器，听一听心脏的跳动声。

动手小实验

准备材料

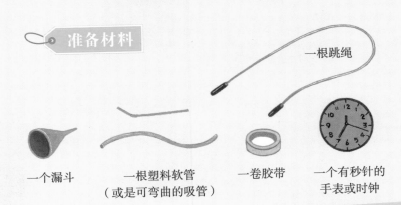

一根跳绳

一个漏斗

一根塑料软管
（或是可弯曲的吸管）

一卷胶带

一个有秒针的
手表或时钟

1 将塑料软管（或是可弯曲的吸管）的一端套进漏斗底部。如果口径大小不适合，可用胶带黏好固定。

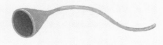

2 把漏斗放在心脏的部位（胸部中间偏左），将塑料软管的另一端贴近耳朵，可以听到"扑通、扑通"的心跳声。如果没有听到声音，慢慢移动漏斗，找到正确的位置。

3 计时一分钟，数数看你的心跳次数。也可以找朋友一起来试试，互相听对方的心跳声。

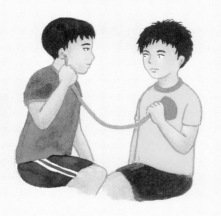

4 拿起跳绳连续跳一分钟后，停下来立刻数数看自己的心跳，一分钟跳了多少下。

还有一种测量心跳的方法，是数脉搏的次数。脉搏就是动脉的搏动。

手腕向上，用另一只手的三根指头，轻压拇指下方手腕线以下的部位，稍微转动手腕后固定不动，专心去感觉动脉轻微的振动。动脉的搏动来自心跳，因为心脏每次收缩时，会将血液送到动脉，产生搏动。

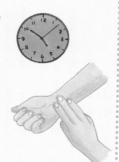

心脏是身体里最辛苦的器官，当你在妈妈肚子里20多天大时，心脏就已经成形，并且开始跳动了，一天24小时不停地工作，直到生命结束，心脏才停止跳动。

平时，正常人的心率每分钟大约是72次，小朋友的心跳次数会多一些。你的心脏每分钟跳多少次呢？运动后又是多少？

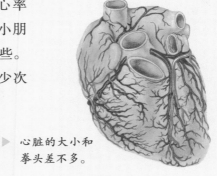

▶ 心脏的大小和拳头差不多。

📖 知识小百科

▲ 心脏有四个房间

你知道吗？其实每个人都是"偏心"的！因为心脏的位置是在胸部中间偏左的地方。它的大小和拳头差不多，分为左右两边，左边上下分别是左心房和左心室，右边上下则是右心房和右心室，一共有四个房间。

心房和心室中间的"门"，称为"房室瓣"。血液由心房流向心室时，房室瓣打开；心室收缩，送出血液，房室瓣则关闭。房室瓣一开一关，我们就听到"扑通、扑通"的声音啦！

轻轻按压手腕可以感觉到动脉的跳动，是因为动脉在此处很接近皮肤，因此，我们可以在手腕处感受到心脏的每一次收缩，将血液送到动脉产生的波动。

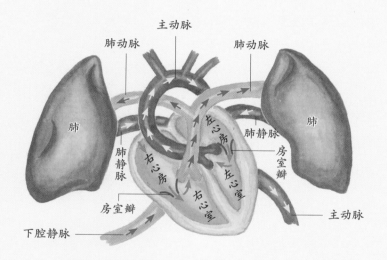

▲ 图为血液的肺循环路径。血液从全身回到心脏后，进入右心房→右心室→肺动脉→肺→肺静脉→左心房→左心室→主动脉→全身各器官→上腔（下腔）静脉→右心房，如此循环不已。

▲ 心脏为什么跳动

我们呼吸时，吸进肺里的氧气会通过血液被运送到全身，并带走细胞代谢产生的废物（如二氧化碳）。而心脏就像一个不停工作的超级马达，每一次的跳动都把血液挤压出来，让血液能在全身不断循环流动。借助心脏的跳动，血液在不到一分钟的时间之内，便可以流遍全身。

▲ 两条重要的跑道

身体里的细胞能够持续地得到氧气，并排出代谢产生的废物，主要是通过循环系统的两条非常重要的跑道，一条叫作"体循环"，心脏收缩而挤压出来的血液，将氧气送到全身各处的细胞，同时也带走二氧化碳回到心脏。另一条叫作"肺循环"，心脏将这些充满二氧化碳的血液送到肺部，进行气体交换，使血液中再度充满了氧气，然后回到心脏。

▲ 运动和紧张时心跳特别快

运动时，肌肉努力工作，会消耗大量的氧气，因此心脏会快速跳动，加速血液循环，并且配合呼吸，供应更多的氧气到全身。紧张的时候，心跳也会加快，让身体随时可以应付环境的变化。

▲ 有氧运动

有氧运动是一种帮助我们增强心肺功能的运动，还可以减轻体重。一开始需要先花10分钟热身，再进行比较激烈的运动，维持最快心跳12~15分钟，最后再利用10分钟逐渐缓和下来，回到正常的心跳。总共约需30分钟，每周进行三次。像游泳、慢跑或骑自行车，都是很好的有氧运动。

用220减去你的年龄，再乘以0.7，就是你在运动时应该达到的最快心跳。假设你10岁，你在运动时的最快心跳，应该达到每分钟147次，并持续12分钟以上。（220−10）×0.7＝147。

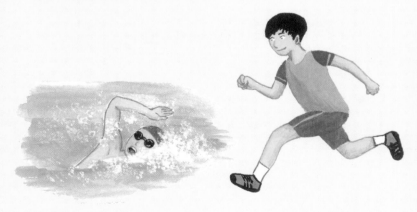

受伤了
血会一直流吗

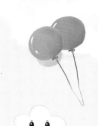

每个人几乎都有受伤流血的经历，当血液从伤口流出时，可能会感到有些害怕。幸好身体有止血的机制，一段时间后，血就会慢慢凝结，然后伤口结痂，最后愈合。我们可以做个小实验，了解一下身体如何帮助伤口止血。

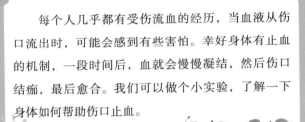

动手小实验

准备材料

一把剪刀　一颗棉球　红、白、黄三　一个透明　一张厚纸板或垫板
　　　　　　　　　　种颜色的图画　玻璃杯　　（大小比玻璃杯的口
　　　　　　　　　　纸各一张　　　　　　　　径大）

1 剪下一小块厚纸板（或垫板），大小比玻璃杯的口径稍大，以厚纸板代表皮肤。

2 将厚纸板对折，在中心处剪下一个直径大约2.5厘米的圆。再把厚纸板展开，这时厚纸板中心有一个洞，代表伤口。

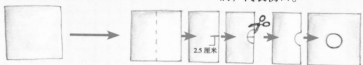

2.5厘米

3 将有洞的厚纸板平放在玻璃杯上。

4 在红、白、黄色的图画纸上各剪下十个小圆点，每个小圆点直径大约1厘米，分别代表体内的红细胞、白细胞和血小板。

5 各拿十个红、白、黄色的小圆点放在厚纸板上方，让它们自动落下，是不是有很多都掉进洞里了？这代表血管破裂，血液（包括红细胞、白细胞和血小板）会从伤口流出来。

6 把棉球拉平摊开，覆盖在洞口上。再继续将其他的小圆点从厚纸板上方撒落，现在这些小圆点就不会再掉进洞里了。这代表破损的血管被堵住，血液不再继续从伤口处流出。堵住洞的小棉球就代表慢慢凝固的血液，将伤口堵住了。

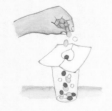

我们身体的血液由两部分组成，其中55%是血浆；45%则是血细胞——红细胞、白细胞和血小板。

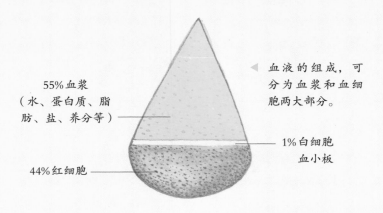

55%血浆
（水、蛋白质、脂肪、盐、养分等）

1%白细胞
血小板

44%红细胞

◀ 血液的组成，可分为血浆和血细胞两大部分。

红细胞的外形像一个中间凹陷的小圆盘，负责将氧气从肺部送到全身的细胞；白细胞比红细胞大，形状不一，是身体里的小武士，负责巡逻、打击外来的细菌和病毒；血小板是碎屑般的微小物质，却是凝固血液的大功臣，身体止血就靠它们啦！

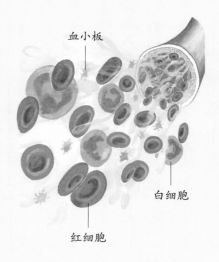

血小板

白细胞

红细胞

▲ 血小板帮助血液凝固

当我们受伤时，靠近皮肤表面的血管破裂了，血液便从伤口处流出来。这时，血小板就会和血浆中的蛋白质互相沾黏聚集，形成纤维蛋白（也就是实验中的棉球），把伤口堵住。除了止血，它还可阻止细菌侵入体内。等到这些纤维蛋白凝固、变硬、结痂之后，伤口就会愈合。等到新的皮肤长出来时，痂皮就会自然脱落。

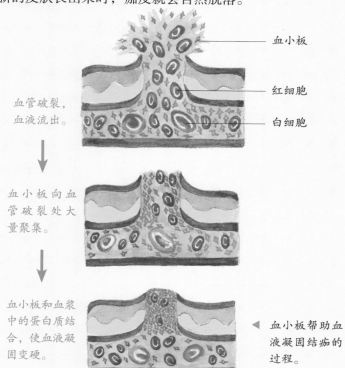

血小板

红细胞

白细胞

血管破裂，
血液流出。

血小板向血
管破裂处大
量聚集。

血小板和血浆
中的蛋白质结
合，使血液凝
固变硬。

◀ 血小板帮助血
液凝固结痂的
过程。

▲ 流鼻血时该怎么办

提到流血，许多人都有流鼻血的经历，由于鼻腔内部充满了丰富的毛细血管，一旦出血后，身体需要花比较长的时间才能自动止血。在感冒或是鼻子过敏的时候，毛细血管会充满比平时更多的血液，用力擤鼻涕甚至打个喷嚏，或是手指挖鼻孔，血管很容易就会因破裂而出血。

那万一流鼻血，应该怎么办呢？

首先不要惊慌，保持镇定，坐下来，然后用拇指和食指压住鼻子下半部鼻翼的位置，因为流鼻血大多数是鼻翼前端的毛细血管破裂造成的，这时可利用加压的方式来止血，大约10分钟就可以止血了。如果手边有冰块，还可以冰敷眉心下方，帮助血管收缩，减缓血流速度。

要注意的是，千万不要将头往后仰，因为鼻血可能倒流进入气管，这样反而容易被呛到。如果超过10分钟还是血流不止，有可能是出血位置在鼻腔后侧或是其他原因，要尽快到医院请医生帮忙处理。

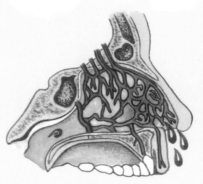

鼻腔前侧出血

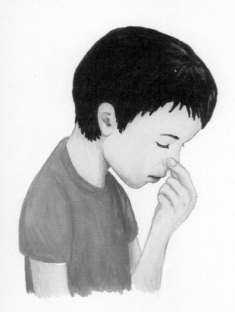

▲ 流鼻血时，身体
向前倾，可用手
指按压鼻翼止血。

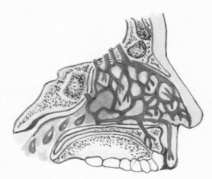

鼻腔后侧出血

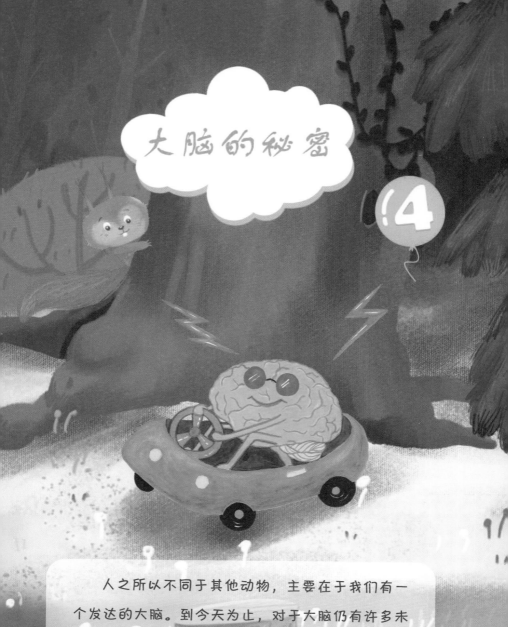

大脑的秘密

人之所以不同于其他动物，主要在于我们有一个发达的大脑。到今天为止，对于大脑仍有许多未解之谜让科学家着迷。让我们通过几个简单的实验来认识这个复杂的大脑吧！

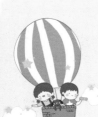
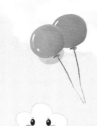

大脑下指令
的速度有多快

日常生活中，大脑主控我们大部分的行为，口渴了，为自己倒杯水喝；回答课堂中老师的提问。想不想知道大脑下达指令的速度有多快呢？一起来做个简单又有趣的实验吧！

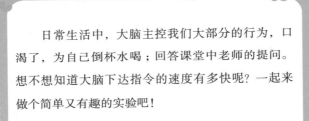
动手小实验

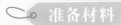
准备材料

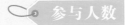
参与人数

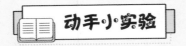

一支笔

一把
剪刀
一把30厘米的直尺（或长度超过30厘米的硬纸板）

两人（以上）

1 如果没有30厘米的长尺，可以将硬纸板剪成细长的形状，长约30厘米，宽约4厘米，中间画上一条一条分隔线，每条分隔线相距约2厘米。

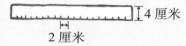

4厘米

2厘米

3 请你的同伴准备好，当你将手放开后，他要以最快的速度接住落下来的长尺。

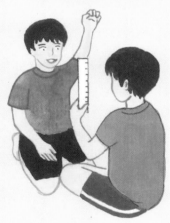

2 找一个同伴一起做实验。和同伴面对面，你拿着长尺的顶端，请同伴将手放在长尺的末端，但手不要碰到尺子。

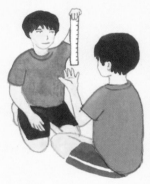

4 将他所接住的位置，在长尺上做个记号。记号的位置与长尺末端越接近，代表反应速度越快。

5 换成你的同伴拿尺，由你来接住，看看你的反应如何？

6 请你的朋友或家中其他成员一起来试试，看看谁的反应最快？

身体通过神经细胞传递信息，一站接着一站，有点像接力赛，速度非常快。接住直尺的时间虽然短，身体却做了许多事：当直尺落下，眼睛看到了，将信息经由感觉神经传递到大脑，告诉大脑直尺掉下来了，大脑立刻下达指令沿着脊髓传送到手指的肌肉，手指肌肉接到信号后立刻收缩，于是在零点几秒之内，手指接住了直尺。从直尺落下到被接住，就是大脑和神经肌肉系统反应的时间。

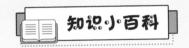

知识小百科

▲ 人体神经系统

人体的神经系统主要由神经组织组成，可以使我们感受周遭环境的变化，并做出适当的反应。这是因为神经系统会收集视觉、听觉、触觉、味觉等感官信息，把接收到的外界信息传回到大脑，经过大脑的综合分析、整理和判断，大脑就会做出适当的决定和反应。例如物体飞到眼前，眼睛会马上闭起来。

有时候我们看到可怕的东西会闪躲；听到熟悉的乐曲可能会勾起一段回忆；闻到妈妈的饭菜香会忍不住流口水……这些都是神经系统收集了来自感官的信息，带给了我们不同的感受。

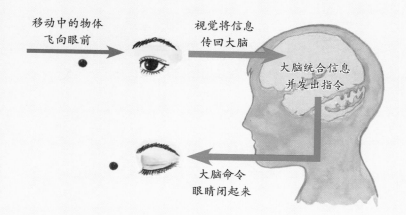

移动中的物体
飞向眼前

视觉将信息
传回大脑

大脑统合信息
并发出指令

大脑命令
眼睛闭起来

▲ 物体突然飞到眼前，眼睛看到时，将信息通过神经细胞传递到大脑，大脑会立刻下指令，通过神经细胞传递信息给眼睛，命令眼睛马上闭起来。

　　此外，神经系统也会收集来自全身各种不同的信息，传递到脑和脊髓，大脑下达指令，再经由运动神经做出反应。例如打预防针时，针扎进皮肤里，痛的刺激经由感觉神经传到大脑后，于是产生痛的感觉，同时大脑思考、判断，然后身体做出反应。例如有的人觉得委屈而哭了，但也有的人决定忍住不哭。

▲ 反射作用

　　身体有一些行为属于反射作用，也就是不需要经过大脑思考，身体就会自动、快速地做出反应。例如手指头接触到尖刺，或是很烫的东西，会自动缩回来，还有打嗝、打喷嚏等，这些都是身体自我保护的本能。

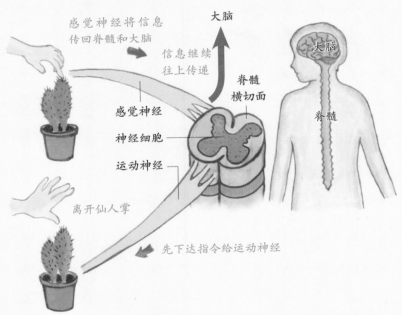

感觉神经将信息
传回脊髓和大脑

大脑

信息继续
往上传递

脊髓
横切面

大脑

脊髓

感觉神经

神经细胞

运动神经

离开仙人掌

先下达指令给运动神经

　　▲ 手指接触到仙人掌的尖刺时，感觉神经会将痛的信息传递到脊髓，再传递到大脑。但是，信息抵达脊髓时，脊髓会先下指令给运动神经，让我们的手离开仙人掌。

健康小常识

▲ 保护听力

有些人喜欢戴着耳机听歌曲，把音量放得很大，边听边哼，沉浸在自己的音乐天地中，看起来很酷。不过，长期使用耳机，可能会损害我们的听力。

声音传入耳朵后，声波会引起耳膜振动，刺激听觉神经，并经由听觉神经传递到大脑。一般而言，这对于耳膜的刺激是相当轻微的，但是戴着耳机听音乐，声波通过相当短的距离送进耳朵里，对耳膜刺激是比较大的。

我们的耳朵如果长期在噪声很大的环境下，听觉神经长期接受这样的刺激，会受到不可逆的损害，进而影响听力。

所以，如果想欣赏音乐，最好还是在安静的环境下，用音响直接播放，才不会影响听力。

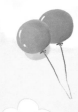

比比看
谁的头脑更灵光

我们每天的生活都充满了各种不同的行为，例如：口渴了想喝水、回答别人的问题、听完笑话后哈哈大笑，或是破解困难的数学题等，无论是有意识还是无意识的，这些行为都是通过大脑来指挥的。你的大脑灵光吗？今天就来玩个有趣的色彩游戏，测验看看。

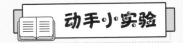

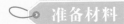

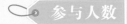

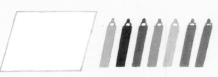

一张纸　　七支不同颜色的彩色笔
（或蜡笔）

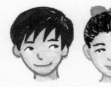

两人（以上）

1 用彩色笔在纸上写下七种不同的颜色的名称，但是，你写出的颜色名称与手中的笔的颜色不能相同。例如"黄色"（颜色名称）不能用黄色的笔写，而要用其他颜色的笔写。

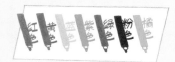

2 请你的同伴用很快的速度，依照顺序，大声读出纸上所写的颜色的名称。

红 黄 蓝 紫 绿 粉 橘
色 色 色 色 色 色 色
‖ ‖ ‖ ‖ ‖ ‖ ‖
红 黄 蓝 紫 绿 粉 橘
色 色 色 色 色 色 色

3 第二次再依照同样的颜色的名称顺序，很快地大声说出每一种颜色，而不是纸上写的字。

红 黄 蓝 紫 绿 粉 橘
色 色 色 色 色 色 色
‖ ‖ ‖ ‖ ‖ ‖ ‖
绿 蓝 黄 橘 红 紫 粉
色 色 色 色 色 色 色

4 找家人或其他朋友一起玩，比较一下前后两次有什么不同？

第一次读出颜色的名称时，速度比较快，但第二次读出纸上的颜色时，速度明显变慢，还有一点结巴，对不对？这是为什么呢？

▲ 人体的指挥中心

　　大脑是我们身体的指挥官，身体所有的感觉，如眼睛看到什么、耳朵听到什么、嘴巴吃了什么、鼻子闻到什么、皮肤感受到什么，或是饿了、口渴、肚子痛等，都要回复给大脑。然后大脑就会下达指令，让身体的各个部位来做出反应。比如说，口渴了，我们会伸手拿水杯喝水；肚子饿了，会吃东西。此外，大脑还会帮助我们理解、记忆、拥有许多情绪和感受。

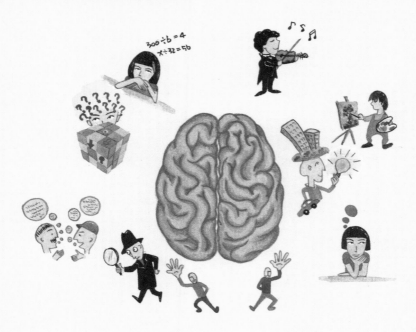

▲ 大脑的功能区域

科学家发现，大脑的许多功能都可以找到相对应的区域，有的区域负责语言，有的区域负责运动，还有的区域负责视觉和听觉等。

小提琴家的手指特别敏捷，相对应的，他们的大脑区域就会特别发达，神经的联结也更为密集。但是，人的脑部如果受伤，就可能会失去一部分功能，例如看东西、说话或是运动的能力。

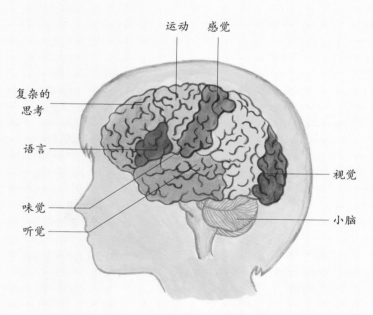

▲ 大脑各区域的功能。

▲ 不同区域的协调作用

为什么做实验时，看到颜色的名称，却无法立即说出它在纸上的颜色呢？大脑中的不同区域负责不同功能，然后协调共同完成任务。我们对颜色产生视觉的区域在大脑后方，说话和语言理解的能力，则分别在大脑的左侧和左后方。

当我们同时看到颜色和颜色的名称，例如"红色"两字是用绿色的笔写成时，由于和过去大脑的学习经验不同，大脑就会出现混淆。因为大脑同时接收"红色"这两个字的文字和颜色（绿色）信息，根据旧有的神经回路，眼睛看到文字，嘴巴会很快把它读出来。所以，大脑指挥嘴巴读出颜色的名称（"红色"二字）是很容易的，但要看着"红色"的字，嘴巴说出另外一种颜色（绿色），就需要多花一点时间反应了。不过，只要多练习几次，大脑建立新的神经回路，反应就会变快。

我们的大脑是非常聪明的学习机器，对于任何新的事物或技能，我们只要多练习，就会有所进步。所以至今科学家仍然很努力地研究大脑，想知道大脑是如何运作的，以及人类的意识究竟是如何形成的。

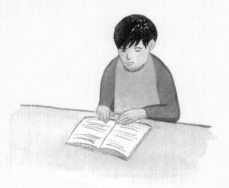

健康小常识

▲ 多思考，多学习

　　一般人在婴幼儿阶段，都经历了大量的外在刺激，这使大脑得以快速地成长发育，如果婴幼儿长时间被隔离，缺乏外在的刺激，发育就会变得迟缓。所以，人的大脑"不用就会变迟钝"，要多接受刺激，多学习新的事物，多思考问题，人就会越来越聪明。同样的道理，爷爷奶奶虽然上了年纪，也要多用脑，经常和外界接触，多与他人互动，大脑的功能才不会退化。

　　大脑除了需要经常接受刺激、动脑思考，还要注意保养。例如大脑里的上百亿个神经细胞，必须在氧气和养分充足的条件下，才能有良好表现。还有，晚上不熬夜，大脑才能获得充分的休息；上学前要吃早餐；多吃蔬菜水果，少吃甜食。此外，多看书、多思考，少玩游戏或手机，大脑就会越来越灵光。

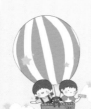
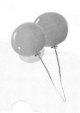

相同水温
感觉为什么不同

平时我们可以感觉到外在环境温度的变化，或是物体的冷热，然而我们所感受到的温度，真的是环境或物体的实际温度吗？今天我们来做一个实验，体验一下我们的感觉是不是那么准确。

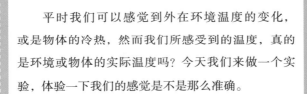

动手小实验

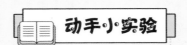

准备材料

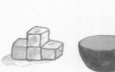

少量冰块

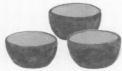

三个大碗

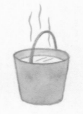

热水
（大约42摄氏度）

冷水

1　在三个大碗里，分别装入不同水温的水。请大人帮忙，在左边的碗放入约42摄氏度的热水（相当于你洗热水澡时的水温）；中间的碗放入冷水；右边的碗放入加了冰块的冷水。注意，水的高度要能覆盖到你的手腕。

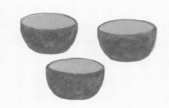

2　先将左手放进左边的碗里，再将右手放入右边的碗里，双手放在碗里持续大约30秒。

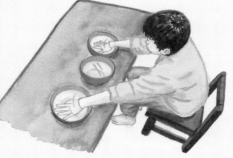

3　然后将两只手同时放进中间装了冷水的碗里，体会一下两只手的感觉。

4　是不是觉得左手有点冷，右手却有点热呢？明明是同一碗水，为什么两只手的感觉不一样呢？

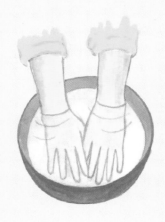

我们的皮肤里有感觉感受器，当感受器接收到外界冷或热的刺激后，会将冷或热的信息经由感觉神经传到大脑，进而产生感觉。不过，单靠皮肤的感觉很难判断物体实际的温度。这是因为皮肤感受器接受刺激持续一段时间后，感觉神经就会逐渐适应外界的温度。之后外界环境改变时，感觉神经再传递不同的温度信息给大脑。

当你把左手放进热水中时，刚开始会感觉很烫，慢慢地，左手会适应这样的温度；放在冰水中的右手也是一样。但是当左手从热水放进冷水时，感觉神经会发现水变冷了，于是向大脑发出温度变冷的信号。同样的道理，右手本来渐渐适应了冰水的温度，但是放进冷水后，感觉神经会发现水变热了，便会向大脑发出水变热了的信号。于是，在同一碗水中，你两只手所感受到的变化却是不一样的。

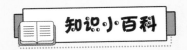

▲ 人是恒温的动物

我们的身体通过皮肤能够感受到外界温度的变化，不像蜥蜴、蛇类等动物，会随着环境的温度而改变。这是因为人体内部有一个机制，能够自动将我们的体温维持在37

摄氏度左右。无论是寒冷的冬天还是炎热的夏天，我们的体温都不会有太大的变化。

▲ 下视丘是体温调节中心

大脑内部有一个被称为"下视丘"的区域，只有豆子般大小，会依据接收到的冷热信息，利用各种方式来调节我们的体温。除此之外，下视丘还会提醒我们口渴了要喝水，或是肚子饿了要吃点东西。

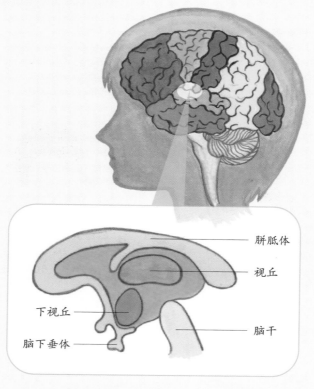

胼胝体

视丘

下视丘

脑下垂体

脑干

▲ 人体的体温调节中心位于大脑的下视丘。

▲ 人体如何调节体温

我们的身体有调节体温的方式，天气寒冷时，皮肤下的血管会收缩，可以减少热量散失；我们也会自动地多吃一点食物，增加能量；肌肉也会变得紧绷，甚至通过颤抖来增加体温，所以有时候我们会冷得发抖。

天气炎热时，皮肤的血管会扩张，让更多血液流到皮肤表层，促进热量的散失；身体通过流汗，也可以散失部分热量；此外，我们的食欲会变差，不想活动，这些都是减少身体产生热量的方式。

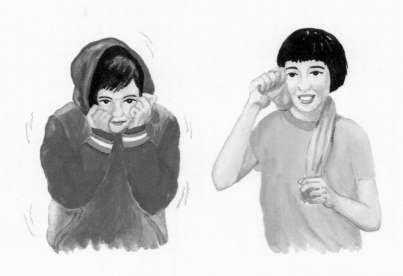

▲ 天冷时，身体会颤抖，增加体温；天热时，身体则流汗以散热。

▲ 生物时钟

　　我们的体温虽然是恒定的，但在一天之内还是有些许不同，可以做个简单的实验，印证一下。早晨醒来后，直到夜晚睡觉之前，每两个小时记录一下体温，你将会发现，一天当中，体温的差异可达1摄氏度以上。为什么会有这样的变化呢？这正是人体内在生物时钟变化的结果。

　　大脑内部有一个设计，犹如精巧的时钟，调控着我们日常的生活作息，例如使身体每天的体温和血压有规律地变化。体温的高低，会影响我们的精神与体力。每天早晨醒来，我们的体温逐渐上升，因此，早上是一天当中精神最好的时候，我们可以更专注地学习；过了中午，体温些微下降，我们会略感疲惫；到了下午三四点，体温又开始上升，身体会逐渐恢复精神和体力；过了晚上十点之后，体温就会大幅下降，这时候最需要的就是休息与睡眠了。

　　一天中，我们的体温最低点是在凌晨四点左右，也通常是正在熟睡的时候。历史上，有的战争中的一方正是利用这个时机发动攻击，让敌方措手不及，一败涂地！

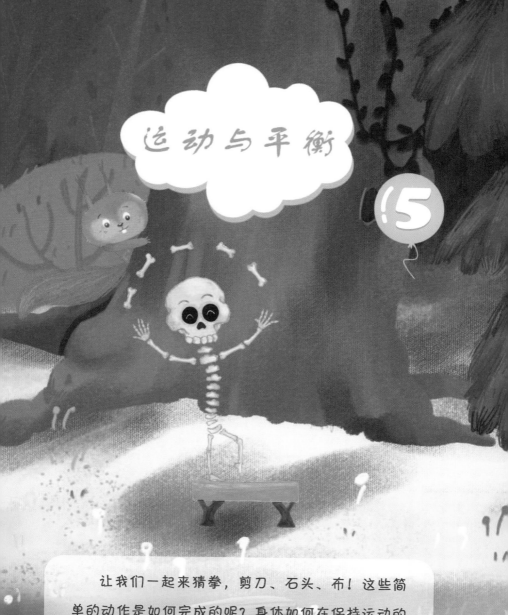

运动与平衡

让我们一起来猜拳，剪刀、石头、布！这些简单的动作是如何完成的呢？身体如何在保持运动的同时，又能保持平衡呢？你可知道，耳朵对于维持平衡有重大的贡献吗？

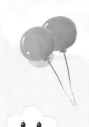
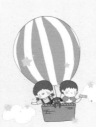

玩一玩
人体脊柱模型

大人时常提醒小朋友姿势要端正，不然脊椎骨会侧弯。事实上，人体的"脊柱"的确很重要。你知道脊椎骨是如何构成脊柱的吗？不妨向妈妈借几个缝衣服用的线轴，来做一个人体的脊柱模型吧！

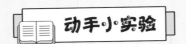

动手小实验

准备材料

一张厚纸板

六个线轴

一支铅笔

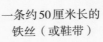

一条约50厘米长的铁丝（或鞋带）

一把剪刀

一卷胶带

1 把线轴立在厚纸板上，用铅笔描出线轴的圆形面，画出六个大小一样的圆形。

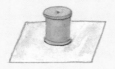

2 将厚纸板上的圆形一一剪下。

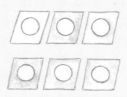

3 在圆形的中心点剪一个小洞，让铁丝（或鞋带）能够穿过。

4 把铁丝（或鞋带）穿过线轴，将铁丝的另一端牢牢地缠绕在线轴底部（或用胶带将鞋带固定在线轴底部）。

5 线轴上方再穿过一块剪下的圆形厚纸板。

6 依序穿进所有的线轴，中间穿插剪下的圆形厚纸板，将铁丝（或鞋带）固定在最上层的线轴上。

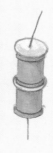

7 现在你有一个类似人体脊柱的模型了。试着移动最上层的线轴，整条脊柱就会朝不同的方向弯曲。

8 请你的同伴弯腰，仔细看他的后背，你会看到一节一节的脊椎骨从颈部一直延伸到腰部以下，再拿出你所做的脊椎模型比较一下。

实验中所用到的线轴代表脊椎骨，许多脊椎骨构成一条细长的脊柱。圆形厚纸板则是"椎间盘"，它们是脊椎骨之间类似缓冲地带的软组织，让脊椎可以往不同的方向弯曲，也避免相互碰撞。贯穿线轴的铁丝代表脊髓，大脑通过神经指挥身体，身体也将信息经由神经传递给大脑。

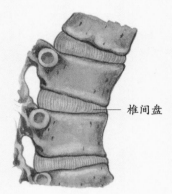

椎间盘

▲ 椎间盘可让脊椎往不同方向弯曲。

知识小百科

▲ 骨架让我们站起来

猜猜看，我们全身一共有多少块骨头？答案是206块。这些骨头构成身体骨架，如果没有这些坚硬的骨架，我们的身体就会是软绵绵的。骨架支撑我们的身体，并保护身体内部柔软的器官；骨架和肌肉合作，我们才能够进行许多复杂或简单的动作。

人体的骨头依据功能的不同，会有不同的形状。最上面的头骨就像一顶安全帽，保护重要的大脑。

脊柱接在头骨下方，是人体很重要的支撑。构成胸腔的肋骨，包裹住心脏和肺这两大器官，再往下是有点像盆子形状的骨盆，大肠、膀胱和生殖器官就在这里面。

我们之所以能完全直立，是因为骨盆下方和大腿骨的连接处髋关节的作用。当我们站立时，不着地的双手就可以空出来做其他的事情。

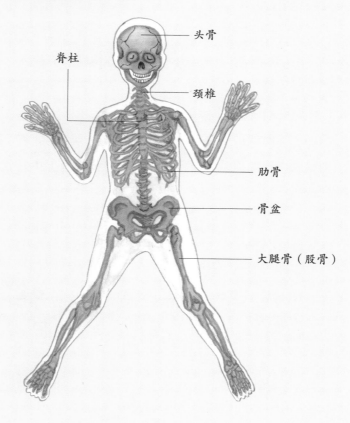

脊柱

头骨

颈椎

肋骨

骨盆

大腿骨（股骨）

▲ 人体一共有206块骨头，手掌和脚掌的骨头加起来超过100块。

人体超过一半的骨头分布在双手和双脚，光是一只手掌，就有27块小骨头，一只脚掌也有26块骨头呢！而全身最长的骨头就是我们的大腿骨。

▲ 硬骨头是活组织

骨头虽然硬，却是活组织。小朋友会渐渐长高，就是因为骨头一直在长大、变长，到了16~20岁时会停止长高，但骨头还是持续地进行新陈代谢。如果我们因受伤而骨折，医生会帮我们固定受伤的部位，使断裂的骨头不移位，等新的骨头长出来时，新的骨头就能和断裂的骨头接好，就可以维持正常的功能。

骨头表面有许多细小的洞，是血管和神经的通道。由于细胞和组织的新陈代谢，我们全身的骨头每十年就会焕然一新呢！

▲ 血液生长的秘密基地

骨头除了支撑身体和保护内脏，还有一项秘密任务，就是负责制造血液中的红细胞、白细胞和血小板。骨头内部的骨髓每天都会制造出2000亿个红细胞，所以，骨头是不是责任重大呢？

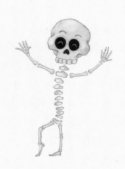

▲ 锻炼骨骼勤运动

弯下腰，你的手摸得到地板吗？骨头和骨头衔接的地方叫作关节，每个关节都由韧带包裹住，将骨头牢牢地固定在一起。每个人天生的身体柔软度不同，柔软度好的人，韧带的延展性比较大。通过持续的训练和运动，我们的身体可以变得更柔软、灵活。

对小朋友来说，跳绳可以让骨头更加紧密结实。此外，不要背太重的书包，并且多晒太阳、多吃富含钙质的食物，可以帮助骨头长得更好。

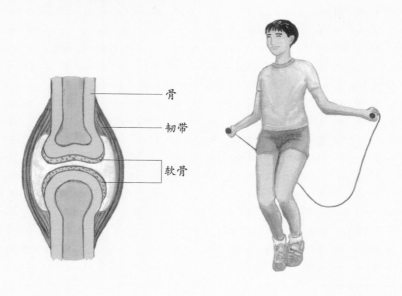

骨

韧带

软骨

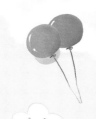

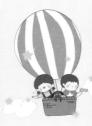

动一动
能屈能伸的肌肉

上体育课的时候，我们可以随意扭动身体、赛跑、玩球等，做各式各样的运动。但你知道我们的身体是如何运动的吗？现在就让我们动手做一个手臂的模型吧！

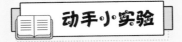
动手小实验

准备材料

两根橡皮筋　　　　　一把剪刀　　　　　一张厚纸板
　　　　　　　　　　　　　　　　　　　（或是纸箱）

1 在厚纸板上（或纸箱上）画出可弯曲的手臂形状，长约30厘米，上臂和前臂画出折线。

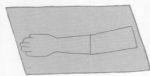

2 再将画好的手臂剪下。

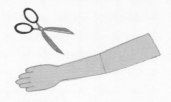

3 把橡皮筋剪开，长约15厘米。

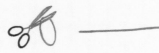

4 在上臂和前臂的地方，用剪刀挖出四个小洞，上下距离10~20厘米。

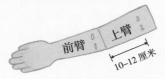

前臂　上臂
10~12厘米

5 拿起一根橡皮筋，穿过上下两个洞，在背面打结。再拿另外一根橡皮筋从背后穿出来，在前面打结。

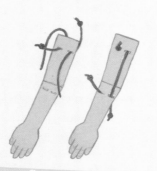

6 假设橡皮筋是我们手臂上的肌肉，将纸板上臂固定住，拉动橡皮筋，前臂是不是会跟着弯曲？再拉动后面的橡皮筋，前臂又会再度伸直，我们的手臂就是这样运动的。

对比结论

我们的身体靠骨架来支撑，但是身体活动就需要靠肌肉帮忙了。人体全身上下的肌肉，总共占了体重的40%，通过肌肉，我们才能行动自如，许多精细的动作，像拿笔写字、跑步、打球等，也是身体各种肌肉协调工作的结果。

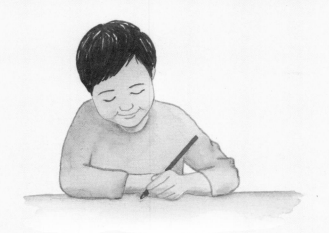

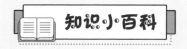
知识小百科

▲ 肌肉的收缩和伸展

肌肉靠着两端的肌腱附着在骨头上，当肌肉收缩或伸展时，就会牵动骨头，使我们的身体能够活动，就像我们做的手臂模型。

肌肉通常是一组一组运动的，例如，当手臂弯曲时，手臂内侧的肱二头肌会收缩而变得较短，并牵动前臂的骨头，后方的肱三头肌则伸展放松。手臂伸直时，轮到后方的肱三头肌收缩，前方的肱二头肌就放松了，这就是手臂运动的原理。

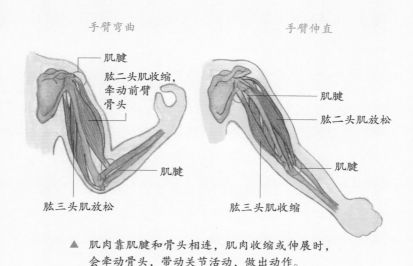

手臂弯曲　　　　　　　　　　手臂伸直

肌腱
肱二头肌收缩，牵动前臂骨头
肌腱
肱三头肌放松

肌腱
肱二头肌放松
肌腱
肱三头肌收缩

▲ 肌肉靠肌腱和骨头相连，肌肉收缩或伸展时，会牵动骨头，带动关节活动，做出动作。

▲ 各式各样的肌肉

肌肉家族有各式各样的成员，除了四肢的肌肉，我们的脸上还有超过40块的肌肉，其末端连接在皮肤上。通过肌肉的活动，我们的脸部能做各种表情。

身体内部的器官，例如肠、胃，也是由肌肉组成的。我们吃下的食物，经由食道肌肉的收缩送到胃内，在胃部消化之后被运送到小肠，然后再通过肠道肌肉的蠕动被分解，最后成为身体所需要的养分。

心脏也是由肌肉组成的器官，心脏肌肉的收缩和舒张形成心跳。心脏每分每秒都在有规律地搏动，一刻也不休息。不管是肌肉的力量还是耐力，心肌都是首屈一指的。

▲ 为什么运动后肌肉会酸痛

我们运动时，肌肉也很卖力地工作，如果运动过于激烈，肌肉得不到足够的氧气供应，细胞代谢产生的废物，如乳酸，无法立即清除，就会堆积在肌肉中，造成酸痛感。运动完后，身体通常很快就可以恢复正常了。

如果运动后1~3天才感到酸痛，通常是因为剧烈运动过程中，造成了肌肉细小纤维的撕裂或附近组织的损伤。但这并非坏事，我们的身体可以自行修复，肌肉也会变得更强壮，下次进行相同的运动时，比较而言就不会那么酸痛了。

运动可以锻炼肌肉，但是为了避免受伤，每次运动前都应该做好充分的热身运动；平时走路、站立或坐着时，也要维持正确的姿势，而且不要背太重的书包，这样才能保护我们的肌肉和骨骼。

▲ 运动让你更聪明

　　国外的一项研究发现，小朋友们每天早上先上一节体育课，一段时间下来，专注力会明显提升、情绪会更稳定、学习能力大幅提高，整体学业成绩也会进步许多，而且很多胖胖的小朋友们也都变瘦了。

　　过去人们以为，运动时只有肌肉在工作。现在，科学家从对大脑进行的相关研究中发现，运动时，我们的大脑也很忙碌，大脑要忙着收集外界的信息，还要加强神经细胞之间的联结。所以我们在锻炼身体的同时，也在锻炼我们的大脑，这就是为什么运动会让你更聪明。

　　所以，不管多忙，我们每天都应该尽可能活动筋骨，而且运动的种类要能增强心肺功能、肌肉力量、肌耐力和柔软度等，例如游泳、爬山、做仰卧起坐和伸展操等，这样才能保持健康与活力。即使年龄增长，经常运动的人，看起来也会更年轻、更健壮。

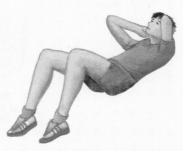

身体转圈后
为什么会头晕

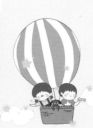
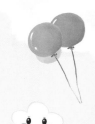

耳朵除了帮助我们听到声音，还有一个很重要的功能，就是保持身体的平衡。来做两个小实验，了解耳朵是如何帮助身体保持平衡的。

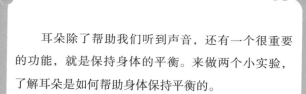

动手小实验

准备材料

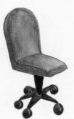

一些小亮片（或黑胡椒颗粒）　一个透明塑料瓶　一把能够旋转的椅子

参与人数

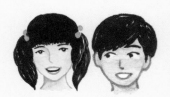

两人（以上）

实验一

1 将小亮片（或黑胡椒颗粒）丢进透明塑料瓶内，然后在瓶内装入大约6~8分满的自来水。

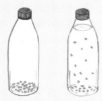

2 将瓶口封好，让瓶子立在桌上。用手握住瓶子上的盖，朝同一个方向持续旋转瓶身，再突然停下来。仔细观察瓶子内的小亮片（或黑胡椒颗粒）是立刻静止不动，还是继续旋转一阵子才停下来？

实验二

1 找一个可以让椅子安全旋转的空间，在椅子上坐稳，双脚离开地面。

2 请同伴帮忙旋转椅子，转到第十圈时突然停止，并且将椅子固定住。

3 当旋转的椅子突然停下来时，请你静静地感受一下，是否会感到头晕？四周的景物是否还跟着一起旋转？

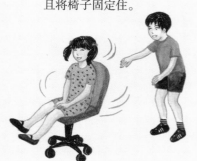

◎ **请注意**：实验进行时要小心，人和椅子不要碰撞到其他东西，避免受伤。椅子转圈时，如果觉得恶心或想吐，立即停下来休息。

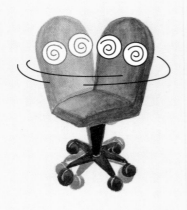

我们坐在椅子上转圈圈时，当椅子突然停下来，我们会觉得头晕，虽然身体已经停下来了，但是四周的景物似乎仍在旋转。就像转动的塑料瓶，突然停下来时，亮片依然跟着瓶子内的水旋转，需要一段时间才会停下来。

知识小百科

▲ 耳朵内的平衡结构

我们的耳朵内部有"半规管"和"前庭"，负责感觉头部位置的改变，帮助身体调整姿势。

半规管有三个弯曲而互相垂直的结构，恰巧代表我们生活的三维空间。半规管和前庭内部充满了淋巴液和毛细胞，当头部进行上、下、左、右、前、后的移动，甚至旋转时，毛细胞的纤毛就会跟着偏斜，将信息传递到大脑。大脑同时也通过眼睛掌握外界的信息，让身体可以适当协调并做出平衡反应。

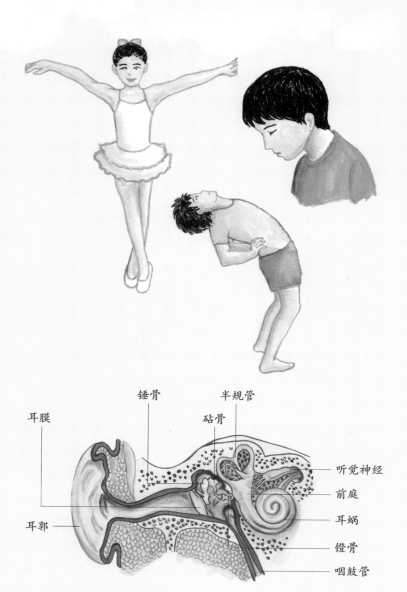

锤骨　　半规管

砧骨

耳膜

听觉神经

前庭

耳蜗

耳郭

镫骨

咽鼓管

▲ 半规管和前庭负责感觉头部位置的变化。

▲ 身体持续旋转后停下的感觉

当身体持续旋转一阵子，然后突然停下来时，前庭和半规管内的淋巴液不会马上停止流动（因为惯性原理而持续流动），需要经过一段时间后，才会停止流动。此时，毛细胞仍持续传递身体还在旋转的信息给大脑。等到流动的淋巴液完全静止时，大脑才会接收到正确的信号。

▲ 为什么坐车会觉得头晕

当我们搭乘交通工具时，耳朵内的平衡器（半规管和前庭）会感觉到速度和方向的变化，这些感觉会持续传递信息给大脑。每个人对于这种刺激的强度和时间的耐受性不同，所以有些人就会感到头晕和恶心。

奇怪的是，晕车的人如果自己开车就不会觉得头晕，这是为什么呢？因为开车时需要集中注意力，我们的大脑会专注在眼、耳等感官所收集的信息上，加上身体配合与协调，自然就忽略了晕车的感觉。怎么样，人体是不是很奇妙呢？

▲ 咽鼓管

我们的左右耳朵里各有一条中空的细管，可以从中耳通到鼻腔后方的鼻咽，这条管叫作"咽鼓管"，大约2~3厘米。耳朵内部是一个密闭的空间，当外界的压力改变时，可以通过咽鼓管平衡耳朵内部的压力。咽鼓管平常是关闭的，只有在吃东西或打哈欠时才会打开。

当我们坐飞机下降时，大气压力突然增加，耳朵内的压力也跟着变大，耳朵会感觉闷闷的。这时可以喝点水，或是捏住鼻子，嘴巴紧闭，同时尝试用鼻子用力呼气，打开咽鼓管的通道，让耳朵内的压力恢复正常。

感冒时，鼻腔或咽喉内的细菌有时候会经由咽鼓管进入中耳，造成咽鼓管或中耳发炎，耳朵会觉得疼痛。出现这一症状时，常常会伴随着发烧，听力也会受影响，必须尽快请医生治疗。

试试看
平衡感有多好

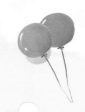

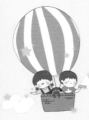

马戏团的空中飞人熟练地在钢索上表演踩单轮车，奥运体操选手在平衡木上竞技……这些高难度的表演，常常会让人替表演者们捏把冷汗，他们是如何办到的呢？今天就来试试自己的平衡感吧，不妨多找几个人一起来玩。

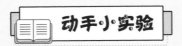

动手小实验

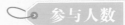

准备材料

参与人数

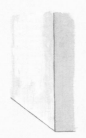

找一面稳固的墙

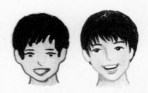

两人（以上）

1 在身体左侧离墙面约30厘米处站好，两脚打开与肩膀同宽。

2 将右脚抬高，离地20厘米。身体是不是会往左侧移动，但是仍然能够站好？

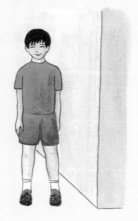

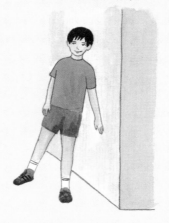

3 再将左肩靠着墙面站好，双脚打开，注意，左肩和左脚要贴紧墙面。

4 将右脚抬高，这次你会发现靠着墙竟然无法抬脚。

5 换只脚再试一次。在右侧身体离墙面约30厘米处站好，两脚打开与肩膀同宽，抬起左脚。

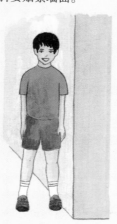

6 同样地，将右肩和右脚靠着墙面站好，试着抬起左脚，仍然无法抬起，这是为什么呢？

7 换个人再试试看。

当你的身体左侧和墙面保持一段距离，抬起右脚时，身体会自然地做出平衡的动作，左肩会自动向左移动，将重心放在左脚。

如果左肩和左脚紧贴着墙壁，再抬起右脚，此时，身体因为无法做出左肩向左移动的平衡动作，重心也就不能再放到左脚上，在这个状态下抬起右脚，身体就会失去平衡。

人体会依姿势、动作而改变重心位置，这其实是小脑的功能。

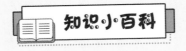

▲ 维持身体平衡

小脑位于大脑下方，专门负责身体的平衡和运动协调。我们跳绳、爬楼梯，或是将球丢得很远，都是由大脑发布指令，让身体做出这些动作的，同时，小脑也接收到了信号，然后整合视觉、触觉、肌肉和神经反应等各种功能，协助身体做出协调一致的动作。

小脑的功能还不止于此。当你学习一项新的技能时，大脑会先发挥学习功能，学会后就由小脑接手，这样你就能够轻松自在地操作。

例如，你学骑自行车时，由大脑先负责思考学习，等到你掌握骑车的方法，小脑就负责协调肢体动作，控制身体平衡，经过练习之后，你就能熟练骑自行车了。日后，你只要一坐上自行车，不必特意调整姿势，就能够骑得很好了。

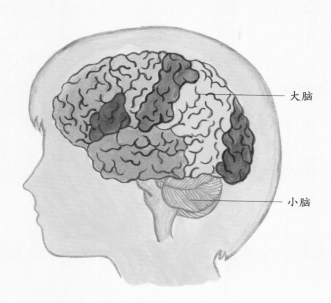

大脑

小脑

▲ 小脑位于大脑下方，负责身体平衡和运动协调。

▲ 小脑修正动作

小脑的反应往往是不经大脑思考的。在你举手投足间，小脑会自动调整身体的动作。

假设你下楼梯的时候，一不小心踩空了一阶，你会立刻抓住栏杆或是身旁的人，手脚也会反射性地自动调整姿势，避免跌倒。

这些动作都不需要通过大脑的思考，小脑就会自动协调我们的身体，做出最恰当的反应。

▲ 小脑大发现

小脑的体积在外观上只有大脑的1/10，但近期有研究发现，将小脑的皱褶摊平计算之后，小脑的表面积有将近大脑的80%之多，这个结果让科学家大感惊讶。

脑神经科学家也发现，小脑除了前述能够协助身体保持平衡的功能之外，在记忆、语言学习、注意力甚至情绪各方面，也扮演了很重要的角色。

健康小常识

▲ 训练平衡力

　　人的年纪越大，视力会越来越差，肌肉力量不够，神经反应也不像年轻时敏锐，一不小心就容易跌倒。平衡力的训练，有助于加强身体的协调感，以及实时的反应能力与应变能力。

　　例如，在地上画一条直线，练习在一条直线上走路，或是倒退走，或是练习用单脚站立，这些都是训练平衡力不错的方法。

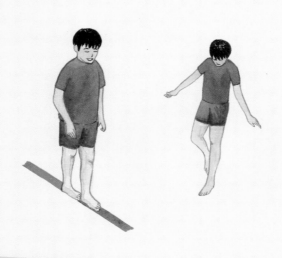

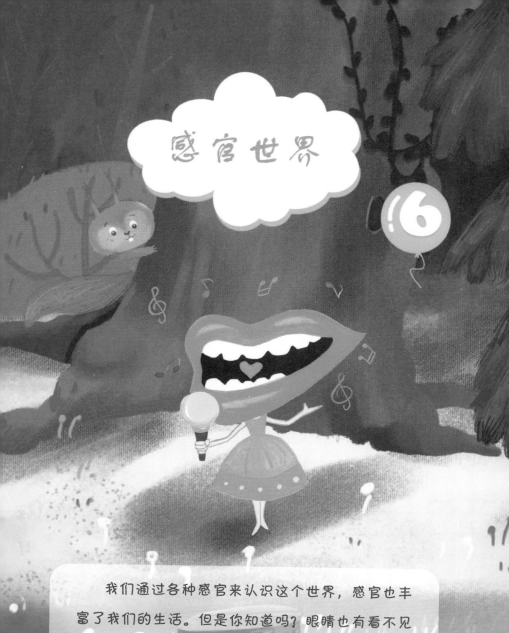

感官世界

6

我们通过各种感官来认识这个世界，感官也丰富了我们的生活。但是你知道吗？眼睛也有看不见的盲点；食物在嘴里的味道，有80%是依赖嗅觉细胞感受的；手臂和手指的感觉也大不相同。

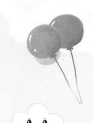

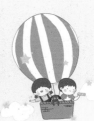

眼睛
如何看世界

有人说，眼睛是我们的心灵之窗。通过眼睛，我们可以看到翩翩飞舞的蝴蝶、美丽的花朵，以及朋友脸上欢乐的笑容。眼睛让我们更了解这个世界。今天我们就用放大镜来做一个小实验，了解一下眼睛是如何看到物体的。

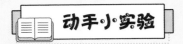

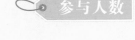

准备材料

参与人数

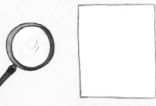

一个放大镜　　一张白色图画纸

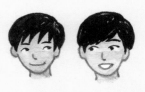

两人（以上）

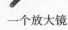

1 关掉室内的灯，打开窗户，让窗户外的光线成为唯一的光源。

2 请你的同伴站在距离窗户1.5米的地方，举起一个放大镜。

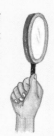

3 将白色图画纸放在距离放大镜前方约15厘米处，使放大镜位于图画纸和窗户的中间。将图画纸慢慢靠近或远离放大镜，直到窗户和窗户外的景象以上下颠倒的样子清楚地倒映在图画纸上为止。

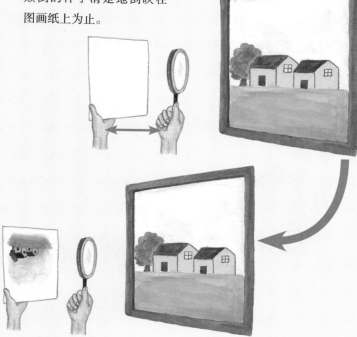

　　窗户外的影像竟然清晰地倒映在纸上，是不是很神奇？这是因为光线透过放大镜而发生折射，在纸上产生了清晰的倒影。你知道吗，我们的眼睛也是这样看到物体的。

　　我们的眼睛，是通过进入眼睛的光线而看到物体的。物体反射的光线经由瞳孔进入眼睛，再经过晶状体（实验中的放大镜）聚焦在视网膜上（实验中的白纸），而产生清晰的倒影。

　　之后，视网膜上的视神经细胞会将影像转变为神经信号传到大脑，再经过大脑的解读，并将上下颠倒的影像恢复正常，于是我们的眼睛就看到了物体。

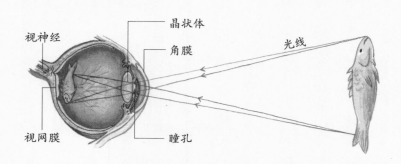

▲ 瞳孔可调节光线大小

进入眼睛的光线不能太多，也不能太少。瞳孔就像照相机的光圈，可以调节进入眼睛的光线。光线太强时，瞳孔会自动缩小，减小强光对眼睛的刺激；光线变弱时，瞳孔会自动放大，让更多的光线进入眼睛。

你也可以观察自己的瞳孔，白天时，拿着镜子站在窗边，仔细看眼球黑色部分的中心黑点（它就是我们的瞳孔）的大小。然后走进屋内，转身背对着光源，再仔细观察瞳孔大小，你会发现瞳孔变大了。

▲ 近视眼和老花眼

为了让外界的景物能在眼球后方的视网膜上产生清晰的影像，光线经过瞳孔进入晶状体时，晶状体会自动调整厚度，让影像在视网膜上聚焦，这样眼睛就能看到清晰的景物。

如果长期近距离看东西，会使眼睛的功能失常，眼睛看较远的景物时，景物的影像就会呈现在视网膜的前方，而不在视网膜上。这时，需要戴上适当的凹透镜（近视眼镜）矫正，让清晰的影像呈现在视网膜上，眼睛才能看得清楚。

相反，当我们年纪渐长，睫状体的调节功能变差，晶状体弹性也变差，眼睛看近距离的物体时，物体的影像无法投影在视网膜上，近距离的物体看起来会变得模糊，这时，就需要戴上凸透镜（老花镜）眼睛才会看得清楚。

【近视】矫正前

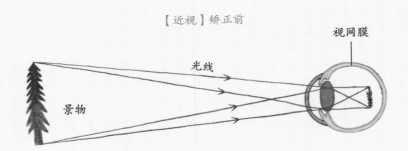

视网膜

光线

景物

▲ 眼睛看较远的景物时，景物的影像呈现在视网膜前方。

【近视】矫正后

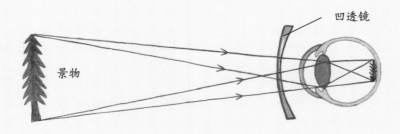

凹透镜

景物

▲ 戴上适当的凹透镜（近视眼镜）后，景物的影像就会投射在视网膜上。

▲ 适度用眼

眼睛是我们的身体中相当脆弱的器官，因此，平时必须小心保护眼睛。

首先，用眼时间不宜太长，要防止眼睛过度疲劳。

无论是阅读、看电视还是看电脑，近距离看事物时，每隔30~50分钟，我们就应该闭眼休息5~10分钟，或是离开观看的事物到户外眺望远处，或观看绿色的植物，让眼睛放松。

在光线太过强烈或不足的环境下用眼，也会对眼睛造成伤害。因此，小朋友平时看书或做作业时，照明要适当，眼睛也要和观看物体保持约30厘米的距离。

如果有异物进入眼睛时，不要用手搓揉眼睛，只要闭上眼，异物就会随着眼泪流出来。保持眼睛的干净、清爽，才能避免病菌感染。

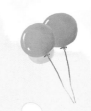

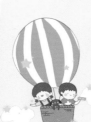

找找看
视觉盲点在哪里

　　转动一下我们的眼睛，上、下、左、右，每一个角落似乎都看得清清楚楚的。但是你知道吗？我们的左右两眼在视觉上各有一个看不到的小区域，也就是"视觉盲点"。如果物体落在视觉盲点，眼睛是看不见的。今天，我们就来把视觉盲点找出来吧！

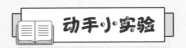

动手小实验

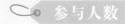

准备材料

参与人数

一支笔　　　一张图画纸

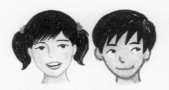

两人（以上）

1 在图画纸的左右两边各画一只蝴蝶和小鸟（蝴蝶和小鸟的大小约1~2厘米），蝴蝶和小鸟相距约15厘米（如右图）。

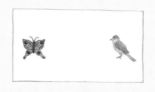

2 请家人和同学将图画纸拿起来，让图画纸中的蝴蝶在你右眼的正前方（如下图），与右眼相距大约30厘米。然后遮住左眼，用右眼盯着蝴蝶看。这时，右眼的余光还可以看见图画纸右边的小鸟。

3 继续遮住左眼，右眼持续盯着蝴蝶看，身体则非常缓慢地往后移动。你会发现在眼睛和图画纸相距约50厘米处，视野里的小鸟突然不见了，这个位置就是右眼的视觉盲点。距离或视线稍微改变，小鸟就会又出现了。

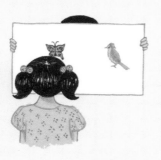

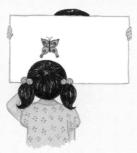

4 遮住右眼，用左眼再做一次。这次调整位置，让小鸟在左眼的正前方，眼睛的余光可以看到蝴蝶。然后用左眼持续看着小鸟，并慢慢将身体往后移动，在相同的距离时，蝴蝶又不见了，蝴蝶的位置就是左眼的视觉盲点。

视觉盲点的视野范围并不大，如果距离或视线改变，盲点也会跟着改变。如果实验没有成功，请耐心地反复操作。

我们的视觉有一个死角，也就是实验中蝴蝶或小鸟消失的地方，这块区域就是所谓的"视觉盲点"。视觉盲点是视网膜上神经细胞汇集的地方，由此形成神经束，延伸到大脑。这一小块地方没有感光细胞，有点像是视网膜的一个小缺口，因此无法形成影像。

为什么平时我们没有感受到视觉上的盲点呢？因为如果我们只用一只眼睛看，大脑在进行影像处理时，会自动补齐这些盲点，我们就不容易察觉有看不到的小区域。当我们用两只眼睛看时，因为两眼视野重叠，左右两眼的盲点并不在同一个地方，我们就不会漏看任何东西。

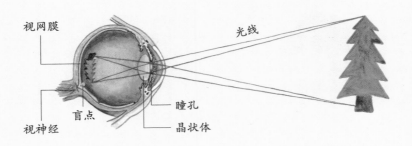

▲ 盲点像是视网膜的一个小缺口，神经细胞由此离开，延伸至大脑。这里缺乏感光细胞，所以无法形成影像。

▲ 两种视觉细胞

　　我们的眼睛是通过进入眼睛的光线而看到物体的。而眼睛能够感光和分辨色彩，主要是靠视网膜上的两种视觉细胞——"视锥细胞"和"视杆细胞"。光线明亮时，视椎细胞能帮助眼睛形成清楚的视觉以及辨识色彩；光线微弱时，就要靠视杆细胞来辨识物体了。二者合作，我们才有完美的视力。

　　猜猜看，在我们的身体上，哪个器官具备最多的感受器呢？答案是眼睛。我们的视网膜里约有12500万个视杆细胞，600万～800万个视锥细胞，二者相加，占了全身70%的感受器。由此证明，视觉在人类演化上的特殊性和重要性。

　　做个实验：拿几支蜡笔，走到黑暗的房间，在微弱的光线下，你可以清楚地分辨手上蜡笔的颜色吗？不太容易，对吗？因为在微弱光线的环境中，眼睛靠视杆细胞感光，但是视杆细胞缺乏对于色彩的辨识力。

▲ 两只眼睛形成立体视觉

虽然两只眼睛都能分别看到影像，但是，左右两眼同时观看，才能看出物体的立体感。

同样一个物体，两眼实际上是从不同的角度看，视觉神经再将信息传递到大脑，大脑将两眼的影像融合重叠，产生我们最后看到的立体影像。左右眼合作能够帮助我们更精准地判断物体的远近，视野也会变得更为宽广。

单独用左眼或右眼看同一个物体，看到的物体影像真的不同吗？不妨试着拿起一支笔放在眼前约25厘米处，然后凝视笔后方较远的一个物体，轮流闭上左、右眼，你会发现笔从后方物体的一侧跳到另外一侧。

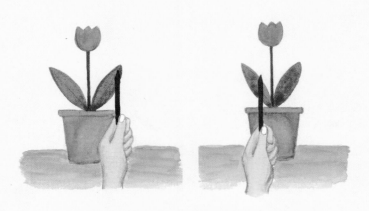

▲ 同一个物体，只用左眼看到的影像（左）和
只用右眼看到的影像（右）不同。

▲ 缓解眼疲劳

经常按摩眼睛四周，可以放松眼部的肌肉，促进眼部血液循环。另外，做作业感到眼睛疲劳时，不妨闭上眼睛，用温热的毛巾敷在眼睛上一段时间。或者坐在桌前，手肘靠在桌上，用双手手掌轻轻遮住两眼，闭目休息10分钟，也可以达到相同的效果。

做完眼睛四周的按摩和热敷之后，你会发觉眼部的疲劳舒缓许多，眼睛也看得更清楚了。

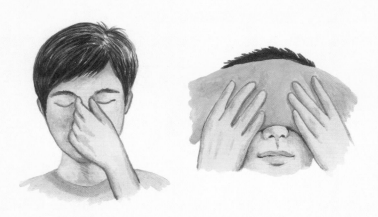

▲ 当眼睛感到疲累时，按压眼睛四周或热敷，可以消除眼睛的疲劳。

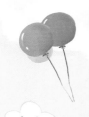

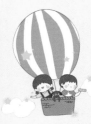

闻闻看
味道有什么不同

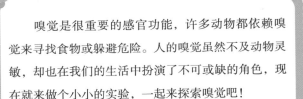

嗅觉是很重要的感官功能，许多动物都依赖嗅觉来寻找食物或躲避危险。人的嗅觉虽然不及动物灵敏，却也在我们的生活中扮演了不可或缺的角色，现在就来做个小小的实验，一起来探索嗅觉吧！

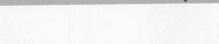

动手小实验

准备材料

一根香熏蜡烛

一个汤匙

一个小号拉链袋

1 用汤匙在蜡烛的边缘上刮下一些薄片，放进拉链袋里，再将袋口封好。

2 将袋内的蜡烛薄片分散开来，把袋子平放在冰箱的冷冻室内。

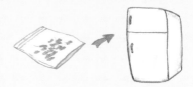

3 30分钟后，拿出袋子，取出少量薄片放在掌心中，闻一闻香味有多浓？

4 将双手合掌，来回搓揉手中的蜡烛薄片约10秒钟。

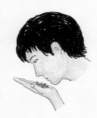
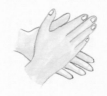

5 这时手中的蜡烛薄片温度变高了，闻闻看，味道如何？

6 再闻一闻塑料袋内冷冻过的蜡烛片，和经过双手搓揉过的蜡烛薄片，比较看看，味道有什么差异？

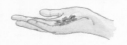

7 从冷冻室拿出来的蜡烛薄片，香气比较淡，或者根本没什么味道。但是，经过双手搓热后的蜡烛薄片，香气较浓，对吗？

鼻腔上方的黏膜里有一块大约1~2平方厘米的区域，布满了可以接收不同气味的嗅觉细胞。当物质散发的气味分子被鼻子吸入后，气味分子会溶解在黏膜的表层黏液中，然后刺激嗅觉神经将嗅觉信号向上传递到大脑。

嗅觉细胞可以侦测、辨认成千上万种不同的气味分子。当蜡烛薄片温度高的时候，会有较多的气味分子飘散到空气中，我们就更容易闻出味道了。

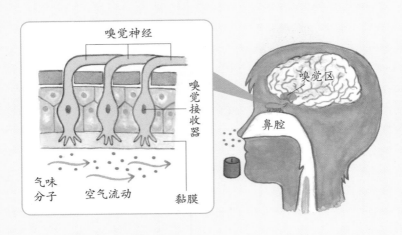

嗅觉神经

嗅觉接收器

嗅觉区

鼻腔

气味分子

空气流动

黏膜

▲ 鼻腔上方的嗅觉接收器捕捉到空气中的气味分子，再将感受经由嗅神经传递到大脑的嗅觉区，由大脑来判断是什么气味。

▲ **嗅觉会触发情感和回忆**

对婴儿而言，嗅觉很重要，不但可以帮助他们找到食物，也可以帮他们找到妈妈，而妈妈的味道可以让婴儿安心。长大以后，视觉逐渐发展成熟，多数时间我们就通过眼睛来认识这个世界。

科学家认为，嗅觉除了帮助我们品尝食物，感受不同的气味之外，还对我们有很深刻的潜在影响，只是我们平常没有意识到而已。嗅觉会触发我们的情感与回忆，例如，当我们闻到蛋糕的香味时，会有一种幸福与快乐的感觉；闻到咖啡的香气，会有平静与悠闲的感受。

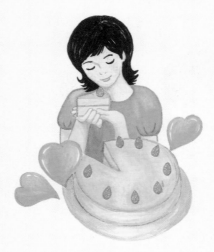

▲ 有些人闻到蛋糕的香味时，会有一种幸福与快乐的感觉。

▲ 嗅觉麻痹

感官系统有一个特色，对于最初的刺激会产生敏感的反应，如果持续接受相同的刺激，逐渐地，就不会再有相同的反应了，嗅觉也是如此。

所以，放学刚踏进家门时，妈妈煮饭的香气扑鼻而来，过一会儿，感受就不那么强烈了。除非香气的刺激强度更高，我们才会有相同的感觉。香味闻久了会麻痹，同理，臭味闻久了也会麻痹。

"入芝兰之室，久而不闻其香；入鲍鱼之肆，久而不闻其臭。"这句话本来是用来阐述"近朱者赤，近墨者黑"的道理，却也是嗅觉麻痹最好的比喻。

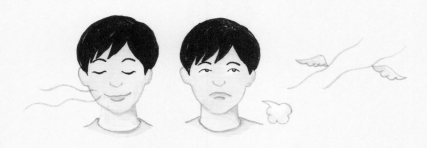

▲ 本来室内的味道很芬芳，待久之后，对味道就没感觉了，这并不是因为香味飘走了，而是因为嗅觉麻痹了。

▲ 感冒后要多休息

我们的鼻子除了能感受气味以外，还有一项重要的功能，就是过滤进入肺部的空气。

仔细观察鼻子内部，有鼻毛和黏液。细长的鼻毛会过滤空气里的灰尘；鼻腔内的黏液则可吸附空气中细小的颗粒。进入身体的空气还需要经过加温与湿润的作用，才能够在肺部顺利地进行气体交换，所以鼻腔内密布了许多毛细血管与潮湿的黏膜。

不过，感冒病毒（少数是细菌）也会通过鼻子或喉咙入侵身体。身体则会启动防御系统，出动许多白细胞和抗体与病毒大战，在鼻腔和喉咙引起发炎反应，使原本就布满毛细血管的鼻腔肿胀，从而引起鼻塞。鼻涕和痰液就是身体和病毒大战后牺牲的白细胞、黏液及大量死亡的病毒。

感冒时需要多休息，防御系统才能充分发挥战斗力，多喝水也能帮助身体代谢废物。药物只是帮助身体降低发炎反应的副作用，减轻鼻塞、流鼻涕和咳嗽等症状。真正击败病毒的，还是我们自己的免疫系统。

不靠鼻子
能分辨食物味道吗

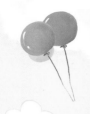

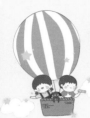

　　香气四溢的饭菜、令人垂涎三尺的炸鸡，还有香浓可口的冰激凌……我们每天都在品尝食物的美味，如果你认为我们是通过味觉来感受食物的味道，那么你只说对了一半。想知道我们是如何感受食物的美味吗？一起来做个有趣的实验吧！

动手小实验

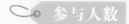

准备材料

参与人数

三个汤匙

三种不同口味的酸奶　一个眼罩（或一块布）

两人（以上）

进行步骤

1 请你的同伴坐在桌前，戴上眼罩（或用布遮住眼睛，在脑后方打结）。桌上准备好三种不同的酸奶和小汤匙。

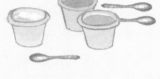

2 请同伴捏住鼻子。你可以随机选取不同口味的酸奶，再用小汤匙舀少许酸奶，放进他的嘴里，请他说出他尝到的酸奶是哪一种口味。注意，要请他持续捏住鼻子。

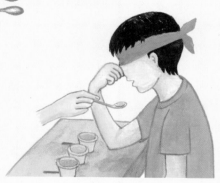

3 多尝试几次，看看同伴回答的正确率有多高。

4 换你尝试遮住眼睛、捏着鼻子吃东西，比比看谁的味觉最灵敏。

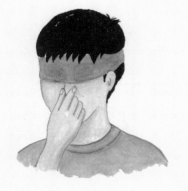

通过实验，你会发现捏着鼻子不容易尝出食物的味道，对吗？原来我们分辨食物的味道不是只靠味觉，嗅觉也扮演着很重要的角色。

通过实验发现，捏着鼻子几乎无法分辨出不同食物的味道。所以，感冒时鼻塞，嗅觉变得很不灵敏，吃东西会觉得没有味道，胃口也会变差。研究发现，当我们品尝食物时，80%的味道是由嗅觉感受到的，味觉只占了20%。

我们的味觉能够感受到的味道并不多，主要是酸、甜、苦、咸。舌头是身体负责与食物接触的重要器官。科学家认为，舌头能辨认出的味道对人体有特殊的意义。

我们的身体需要糖分和盐分，所以我们会特别喜爱甜味和咸味。此外，为了健康，我们要避免吃腐败和有毒的食物，而这两种食物具有酸味和苦味，所以，舌头对这两种味道会特别敏感。

除了酸、甜、苦、咸等味道，科学家还发现，味蕾能够辨识一种鲜味，如海带、香菇等熬成汤的甘甜味道。

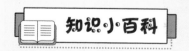

▲ 味蕾感觉各种味道

舌头为什么能辨识出食物的味道呢？仔细观察会发现，我们的舌头表面有许多突起，还有许多小红点，感受食物味道的"味蕾"就深藏在这些突起的下方。除了舌头，口腔上方的软腭和喉咙也有少数味蕾分布在上面。

味蕾的形状像含苞待放的花，开口处有纤毛，主要由味觉细胞和支持细胞组成。食物进入嘴巴后，先溶解在唾液里，再通过味孔接触到纤毛；而纤毛感受到食物分子的味道，会刺激味觉细胞，再经由神经将味觉的信息传递给大脑，于是我们就感受到食物的滋味了。

虽然我们的基本味觉只有酸、甜、苦、咸，我们却能够感受到许多不同的味道，这是因为我们品尝食物时，其实是混合了不同程度的基本味觉，还包括了食物的温度、水溶性和软硬度。

食物的水溶性越高时，味道感受会越快。刚上桌的热腾腾的饭菜、香浓的汤汁，会令人食指大动。饭菜凉了之后，味觉的感受能力降低，就不觉得好吃了。而冰激凌因为温度太低，味觉不易感受，所以需要多加糖，我们才会觉得美味。

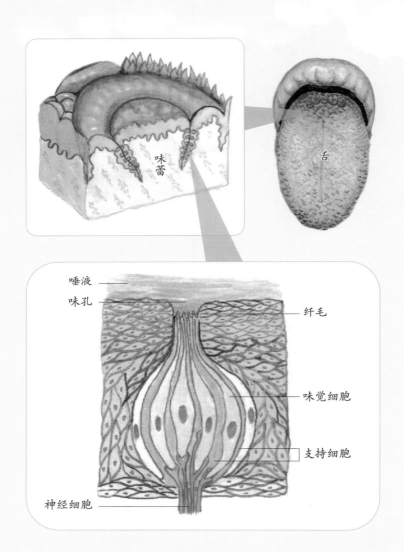

味蕾

舌

唾液

味孔

纤毛

味觉细胞

支持细胞

神经细胞

▲ 舌头表面有许多细小的突起物，味蕾就分布在这些突起的凹陷处。

▲ 睡觉常打呼噜的影响

你有没有注意过家人在睡着后发出的鼾声？为什么会出现鼾声呢？

这是因为人平躺时，舌头会自然向后压迫，睡着以后，喉咙附近的肌肉变得松弛，特别是肥胖的人，脂肪组织充塞在呼吸道，这些因素会使得咽喉部位的气管变得窄小，甚至关闭，空气不容易通过，就产生了鼾声，俗称"打呼噜"。鼾声太大除了影响别人的睡眠，对自己本身也有潜在的不良影响。

当我们感冒的时候，鼻腔和气管中会充满许多痰液，睡着后，呼吸也会变得困难，就会打呼噜。下次家人感冒时，仔细观察他们睡觉的样子，看看是不是也会听到鼾声？

打呼噜会中断我们的睡眠，醒来后还是会觉得疲倦，长此以往，对身体会有不良的影响。如果睡着后经常出现严重的打呼噜，或是白天常打瞌睡，就要请医生仔细检查，尽快治疗。

声音听起来为什么不一样

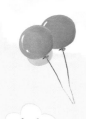
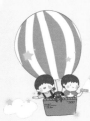

通过各种感官，我们才得以认识外在的世界。听觉让我们享受大自然的虫鸣鸟叫和悠扬的音乐，能够听到别人讲话并与人沟通，同时，听觉也是一种很重要的学习方式。你知道我们是如何听到声音的吗？让我们一起来认识"听觉"吧！

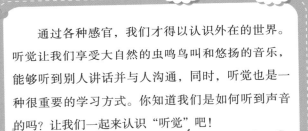

动手小实验

准备材料

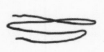
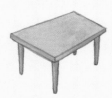

一个金属制汤匙　　一根风筝线（或钓鱼线）　　一张桌子
　　　　　　　　　　约50厘米

进行步骤

1 将风筝线（或钓鱼线）的中央缠绕几圈在金属汤匙的把手处，然后绑好。

2 左右手两根食指分别缠绕着风筝线，使汤匙自然垂在胸前。

3 左右手两根食指分别放进耳朵里。

4 站立在桌子旁边。

5 身体微微向前倾，让汤匙摇晃，碰撞到桌子边缘。

6 猜猜看，你会听到什么声音？

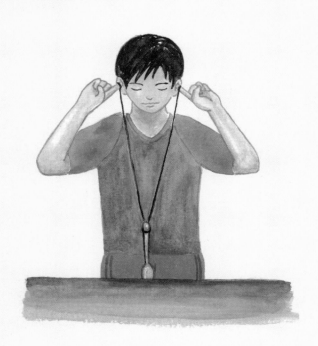

金属汤匙碰到桌子边缘的声音，听起来是不是像钟声呢？为什么？

一般情况下，金属汤匙碰撞到桌子边缘时，金属汤匙会振动，再引起空气的振动，产生声波，而声波能通过空气的传播到达耳朵，于是我们就可以听到金属撞击桌子的声音了。

而实验中，汤匙振动发出的声音是通过风筝线传到耳朵里的，所以效果就不同了。因为传播声音的介质不再是空气，所以汤匙被撞击后所发出来的声音，听起来就像是钟声。

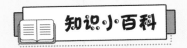

知识小百科

▲ 耳郭可以收集声音

耳朵在头部两侧，凸出来的部分，称为"耳郭"，它的形状有助于收集来自四面八方的声音，我们也可以通过两耳听到的声音强弱的变化，来判断声音的方向和位置。

做个实验：将双手手掌微微弯曲，掌心朝前，放在耳朵后面，然后讲话；掌心朝后，放在耳朵前面，然后讲话。你会发现两次听到的声音不太一样，掌心朝前放在耳朵后面，更能加强收集来自前方的声音。

▲ 耳朵内别有洞天

声波进入耳朵之后，会经过一条细长的通道，最后到达耳膜。耳膜是一层半透明的薄膜，可以敏锐地接收到声波所产生的振动。耳膜后连接着三块小骨头，科学家发挥想象力，将它们分别命名为"锤骨"（形状像铁锤）、"砧骨"（形状像铁砧）和"镫骨"（形状像马镫）。声波随着耳膜传到这三块听小骨，最后到达形状像蜗牛一样的"耳蜗"。

声波的振动经过这些传送过程，会不断地被放大，然后由听觉神经传到大脑，于是，我们就听到声音了。

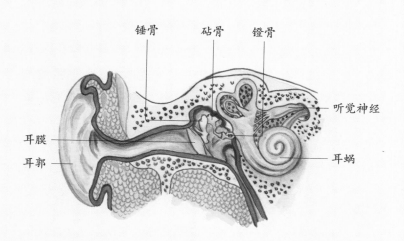

锤骨　　砧骨　　镫骨

听觉神经

耳膜

耳郭

耳蜗

▲ 保护听力

海伦·凯勒曾经说过："如果能选择恢复视力或听力，我愿能听见，因为看不见使我与事物隔绝，听不见却让我与人们隔绝。"失去听力会影响一个人的社交能力与沟通能力，让人越来越封闭。所以，对于失聪者，我们要有更多的体谅与关怀，而我们也要小心保护好自己的听力。

听力的损伤甚至丧失，除了疾病的原因，最主要的是我们长期处在噪声较大的环境下。声音的强度大小，可用"分贝"来表示。如果经常处在85分贝以上的噪声环境下，我们的听觉神经就会逐渐受损。

许多人习惯长期佩戴耳机听音乐，或是在噪声太大的工作环境下而不采取保护措施，久而久之，听力就受损了。听力变差通常是渐进的，不容易察觉，但是听力一旦受损，却是永久性的，难以恢复。

声音内容		分贝
	悄声说话、安静的图书馆	30
正常交谈、缝纫机的声音		60
	行驶中的卡车的声音、割草机的声音	90
汽车喇叭声、演唱会的声音		115

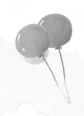

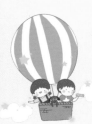

手臂和手指
的感觉一样吗

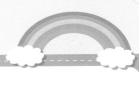

　　身体的感觉能够让我们了解外在环境的变化，像是天气的冷热、光线的明暗或是鸟语花香等。你知道身体有哪些不同的感觉吗？今天就来做个小实验，一起来认识身体的触觉吧！

动手小实验

 准备材料

 参与人数

一把剪刀

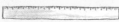

一把尺子

一卷胶带

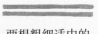

两根粗细适中的
吸管

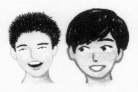

两人（以上）

1 将两根吸管的底部分别用剪刀斜剪成尖端。

2 用胶带将吸管粘在一起。

3 两根吸管的削尖处相距约1厘米。

↕1厘米

4 请你的同伴将袖子卷起来，将前臂放在桌上。要求你的同伴闭上眼睛。

5 将两根吸管的削尖处轻轻碰触同伴手臂的内侧，请他诚实地回答皮肤被多少个按压点碰触到。可多试几次。

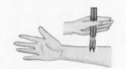

6 再将两根吸管的削尖处轻触对方手指的指腹处，请他诚实地回答有多少个按压点碰触到皮肤。

7 换人再做一次。

同时以两根吸管削尖处轻触手臂和手指时，是不是手臂上只有一个按压点的感觉，手指却有两个按压点的感觉？

进阶实验

1 拆掉吸管上的胶带，同时将两根吸管削尖处轻触同伴的前臂。之后，调整两根吸管之间的距离，再轻触同伴前臂，慢慢增加距离，直到对方感觉到同时有两个按压点，再量一下两点之间的距离。

2 再以两根削尖的吸管同时轻触对方的手指，之后慢慢将轻触点的距离缩小，直到对方感觉到只有一个按压点为止，再量一量两点之间的距离是多少。

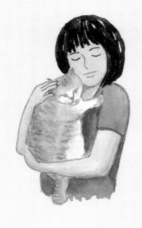

想想看，皮肤有多少种感觉？轻触的感觉、冷或热的感觉、麻痒的感觉，以及痛的感觉等。

在皮肤底下，密密麻麻地分布许多不同种类的神经感受器，包括触觉、冷、热、压力和痛觉等神经感受器，它们在接收到各式各样的感觉之后，会通过一个又一个的神经细胞将信息传递到脊髓和大脑。

所以，当我们抚摸猫的时候，可以感受到它的毛发很柔软，以及它身体的温度，抱着猫的手还会感受到它身体的重量。

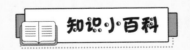

▲ 感受器分布不平均

触觉、冷觉和热觉的感受器比较靠近皮肤的表层，感受重量和压力的感受器则隐藏在皮肤下层较深的地方。

感受器在皮肤下的分布并不均匀，例如以两根吸管的尖处同时轻触皮肤时，手臂内侧并不敏感，而手指却能清楚地感受到有两个按压点的压迫。这是因为触觉感受器在手臂内侧的分布比较分散，大约是2厘米；在指尖的分布却很密集，不到0.5厘米。

我们身体某些部位的皮肤会特别敏感，如嘴唇、指尖、脸、双手，特别是嘴唇和指尖，会更加敏感。而手腕外，有较多热觉感受器，所以妈妈给婴儿泡奶粉，常将泡好的奶粉滴在手腕上试温度。

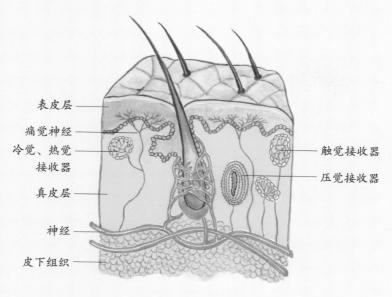

表皮层

痛觉神经

冷觉、热觉
接收器

真皮层

神经

皮下组织

触觉接收器

压觉接收器

▲ 皮肤底下有各种感觉接收器。

▲ 触觉疲劳

既然我们的触觉这么多样化，为什么平时感受不到呢？这是因为触觉会逐渐适应外界环境的改变，而不会再出现特殊的感觉。

例如，当我们刚穿上一件衣服时，身体可以感觉到被衣服包裹的感觉，一段时间后，这种感觉就消失了。泡热水澡刚时开始觉得很烫，过一会儿就不再觉得烫了，这并不是因为水冷得很快，而是我们的皮肤已经逐渐适应这样的水温了。

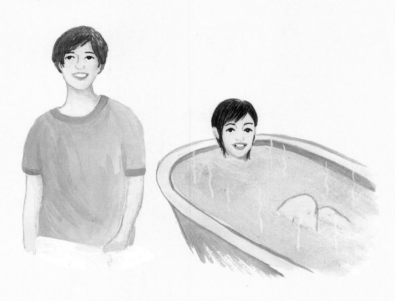

▲ 痛觉是人体的一种保护机制

在皮肤的所有感觉中，最不受欢迎的大概就是痛觉了。人体为什么有痛觉呢？如果有一天痛觉消失了，是好还是不好呢？

我们对于"痛"有特别敏锐的感受，这一敏锐的感觉可以帮助人体快速做出反应，离开危险的环境，或是迅速做出保护身体的决定。例如被针刺伤、被撞倒，身体会迅速躲避，避免受到更大的伤害。

身体内部也会感受到痛觉，像肚子痛、头痛、眼睛痛等，也是器官或内脏发出的警告、求救的信号，提醒我们要引起注意和重视。所以，痛觉是很重要的，平时我们要留意身体发出的信号，感到不舒服时，就要告诉爸爸妈妈，并尽快请医生检查。

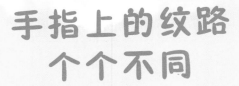

手指上的纹路
个个不同

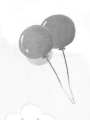

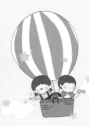

　　小朋友，你有没有观察过你的指纹呢？指纹是我们皮肤的记号，今天我们也来学着当侦探，留下自己和朋友的指纹吧！

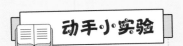

动手小实验

准备材料

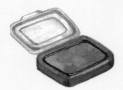

一块印泥

一张白纸

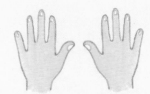

自己的手指

1 像盖图章一样，先将一只手指的指腹按压在印泥上，然后轻轻按在一张白纸上，不要太用力，尽可能完整地将指腹上的印泥印到白纸上。

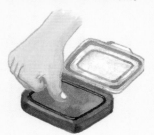

2 陆续将其他手指的指腹也蘸满印泥，再印到白纸上。

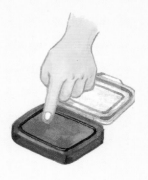

3 现在你有自己十根手指头的指纹了，仔细观察一下每根手指头的指纹是不是都一样？

4 找家人或其他朋友一起来试试看，仔细比较一下每个人手指上的纹路，有人的指纹跟你的一样吗？

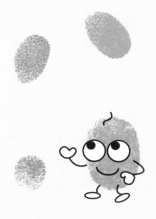

每一个人都是独特的个体，同样地，每个指纹也都是独一无二的，没有任何一个人的指纹会和别人的指纹一模一样。仔细观察，同一个人即使是左、右手的指纹，也会有细微的差异。

科学家认为，指纹就像轮胎上的纹路一样，可以增加摩擦力，同时也能加强皮肤的触觉和敏感度。指纹会保留在我们接触过的东西上，犯罪学家很早就发现了这个事实：天底下没有两个人的指纹是完全相同的。所以在犯罪现场搜集到的指纹，可以协助警方破案，找出真正的犯罪者。

其实不只是手指，身体其他部位的皮肤也有纹路。仔细观察，自己脚底接触地面的地方，以及手腕、关节、脖子、手掌、手背，甚至眼尾等，是不是也有一些特别的纹路？皮肤虽然是整体的，但在身体不同的部位，纹路又不一样。观察这些现象，是不是很有趣呢？

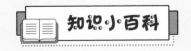

▲ 皮肤的保护作用

身体各部位的纹路都是皮肤的一部分，皮肤也像一件合身的外套，将身体内部和外界环境隔绝开来，保护身体

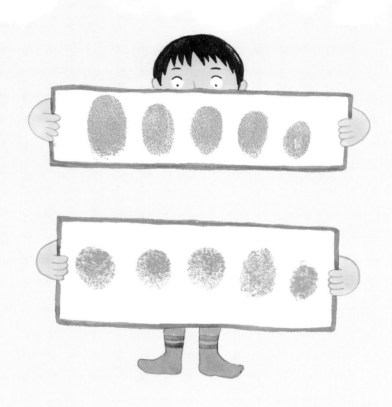

内部组织，避免病菌和有害物质侵入。

　　皮肤也像衣服一样，有内层和外层，皮肤的最外层是表皮层，内层是真皮层，布满了末梢神经、各种感觉接收器、毛细血管和皮脂腺。毛细血管供应细胞养分并带走细胞代谢的废物；皮脂腺会分泌油脂，滋润我们的皮肤。皮肤的最内层则是皮下组织，包含神经、血管、脂肪。另外，皮肤有汗腺，可以帮助我们排汗与散热。

▲ 抵挡紫外线伤害

皮肤里还有一种黑色素，可以保护皮肤，避免受到阳光中紫外线的伤害而老化，或是出现疾病。在阳光强烈的地区，皮肤会形成比较多的黑色素，帮助皮肤对抗强烈的日晒。

如果我们经常曝晒在阳光下，黑色素会让我们的肤色变得较深；相反，避免日晒一段时间，皮肤就会变得比较白。世界上不同地区的居民，肤色的差异往往很大，也可能是人们经受不同的日晒程度而长久演化下来的结果。

仔细观察自己身体各部位的皮肤，脸、手和脚的肤色是不是比手心、脚底心，以及常被衣服包裹住的身体部位的肤色更深？这就是黑色素的作用。

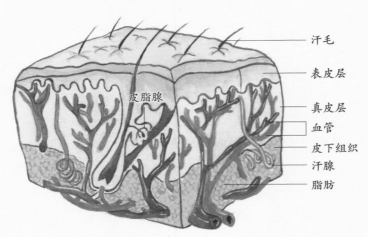

皮脂腺

汗毛

表皮层

真皮层

血管

皮下组织

汗腺

脂肪

▲ 人体皮肤的构造。

![健康小常识]

▲ 皮肤需要晒太阳

我们的身体很神奇，通过晒太阳，皮肤会自行合成一种对身体很重要的营养素，即"维生素D"。由于维生素D和钙质可以帮助我们的牙齿和骨骼发育，所以如果缺乏足够的阳光照射，身体就无法合成维生素D，这也会间接影响人体对钙质的吸收，造成骨骼和牙齿发育不良。

日晒虽然可以让我们的身体合成需要的维生素D，但是，阳光中强烈的紫外线会对皮肤造成伤害。一般来说，早上十点到下午两点，紫外线最强烈，应该尽量避开这个时段到户外活动，最好是在傍晚或清晨外出。

除了在温和的阳光下活动，维持营养均衡、不挑食，也能让我们的身体更健康，心情更愉快。

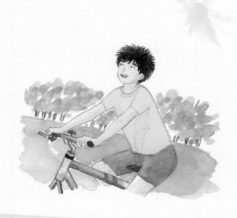

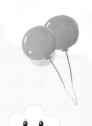
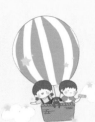

喉咙
如何发出声音

我们能够唱歌或说话，是因为喉咙会发出各种不同的声音。你知道人体是如何发出声音的吗？通过简单的小实验，一起来了解吧！

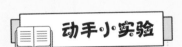

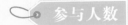

准备材料

参与人数

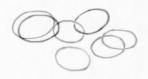

数条橡皮筋

两人（以上）

1 请同伴帮忙，用两根手指勾住橡皮筋，并将橡皮筋拉开至15厘米长左右。注意将橡皮筋固定好，不要弹起来，以免受伤。

2 将你的耳朵靠近拉长的橡皮筋，请另一个同伴用手指轻轻拨弄它，留意你所听到的声音。

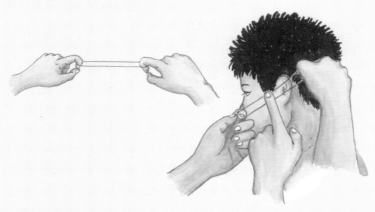

3 将同一条橡皮筋卷成两圈，再请你的同伴将橡皮筋拉开至10厘米长左右。

4 再次将耳朵靠近橡皮筋，用手指轻轻拨弄。比较一下，刚才和这次所听到的声音有什么不同？

第一次听到的声音比较低沉，当橡皮筋卷成两圈再拉开时，声音就变得比较高了，对吗？你不妨试试，当橡皮筋拉开成不同的宽度时，声音是不是也会跟着改变？

橡皮筋能发出不同的声音，类似我们的喉咙发声的原理。喉咙是由软骨、肌肉和声带组成的精密结构。当我们吸入空气时，声带和附近的肌肉群打开，形成一个通道，让空气进入；呼出空气时，通道变窄，只容许少量的空气通过，空气在经过时产生振动，就发出声音了。

实验中，我们将橡皮筋拉得越紧，拨动橡皮筋时的声音就越高。同理，当声带放松时，发出的声音比较低沉；声带收缩，发出的声音比较高。如果我们让空气快速通过喉咙，发出的声音比较大；空气缓慢通过时，声音就小多了。

除此之外，嘴巴和舌头的配合，也让我们发出各种不同的声音。你可以试试在镜子前，发出"a、o、e、i、u、ü"等声音，仔细观察嘴型和舌头的变化。

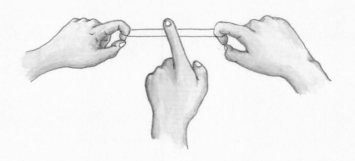

▲ 将橡皮筋拉得越紧时，拨动发出的声音就越高。

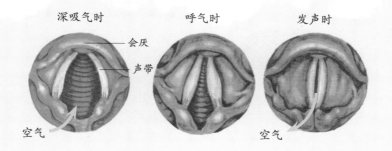

深吸气时　　　　呼气时　　　　发声时

会厌
声带

空气　　　　　　　　　　　　　空气

▲ 当我们吸气时，声带打开，形成通道，让空气进入（左）；呼气时，通道变窄（中）；发声时，通道更窄，仅容许极少量空气通过（右）。

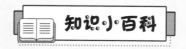

知识小百科

▲ **亚当的苹果——喉结**

喉咙位于脖子前方的小突起处，吞咽口水时，喉咙会先上提，然后下降。

男性到了青春期，因为荷尔蒙的作用，喉咙处的甲状软骨会隆起，从外观上看，是一个明显的突起，这就是喉结，它又被称为亚当的苹果。

喉结的出现，使得喉咙内部的空间跟着变大，所以男性的声音就变得比较低沉。就像乐器，管径大的乐器发出的声音浑厚；管径小的乐器发出的声音高亢。人体发声的结构是不是很有趣呢?

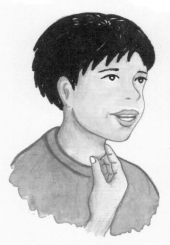

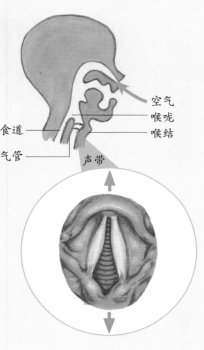

空气
喉咙
喉结
食道
气管
声带

▲ 男性进入青春期以后，声带会变长，喉咙内部的空间变大，所以声音会变得较低沉。喉咙的外部有明显的突起，就是喉结。

▲ 独一无二的声纹

喉咙发出声音之后，还需要口腔和鼻腔的共鸣，我们才能听到完整的声音。因为这些不同的身体构造（声带、口腔和鼻腔结构等），每个人都有自己独特的声音，就像指纹一样，人人都不同。

健康小常识

▲ 正确地咳嗽

维持呼吸道的通畅是人体重要的工作之一。"咳嗽"就是为了排出进入呼吸道的异物，也是一种身体自发性的反射动作。

当我们吃东西或喝水时，如果有一点点的水或食物不小心进入呼吸道，就会引起剧烈的咳嗽。这是因为呼吸道内的神经感受器接收到刺激，传递信息给大脑，引发了咳嗽。感冒也会引起咳嗽，因为感冒时呼吸道的黏膜受到病菌感染，引起发炎反应，咳嗽则可以帮忙排出过多的分泌物，维持呼吸道的畅通。除了感冒，还有一些物理或化学性的刺激（如冷风、空气污染等）也会引发咳嗽。

既然咳嗽是为了排出呼吸道的异物，正确地咳嗽就很重要了。想咳嗽时，先大口吸气，屏住呼吸，然后收缩小腹，利用腹压和胸部的快速收缩，用力咳，就能够将呼吸道的异物排出来。如果咳嗽超过三个星期，就需要到医院，请医生彻底检查，找到引发咳嗽的真正原因，对症下药，才不会一直被咳嗽困扰。

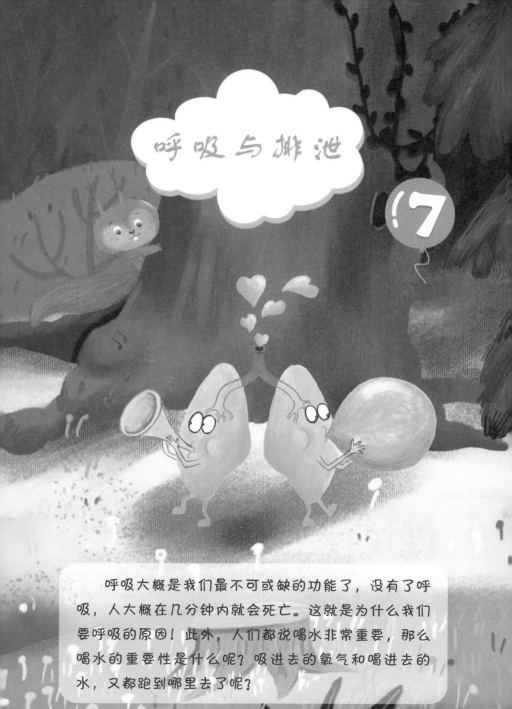

呼吸与排泄

呼吸大概是我们最不可或缺的功能了,没有了呼吸,人大概在几分钟内就会死亡。这就是为什么我们要呼吸的原因!此外,人们都说喝水非常重要,那么喝水的重要性是什么呢?吸进去的氧气和喝进去的水,又都跑到哪里去了呢?

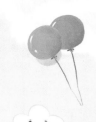

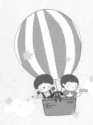

你的肺活量有多大

安静下来时，有没有感觉到自己的胸部正在缓慢地上下起伏着？这是我们呼吸的缘故。平时人们呼吸大约只用到整个肺活量的1/10。所谓的"肺活量"，就是指我们深吸一口气后，吐出的最大空气量。你的肺活量有多大呢？一起来做个简单的实验，测试一下你真正的肺活量吧！

动手小实验

准备材料

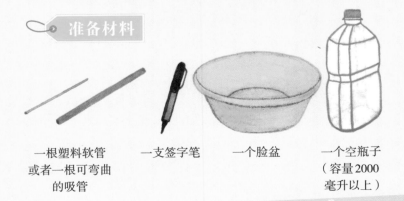

一根塑料软管 或者一根可弯曲 的吸管

一支签字笔

一个脸盆

一个空瓶子 （容量2000 毫升以上）

进行步骤

1 在脸盆里装入半盆水。

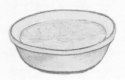

2 再将空瓶子装满水，盖上盖子。

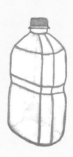

3 将装满水的瓶子倒置在脸盆里，瓶口下压到脸盆底部，再将盖子打开。小心不要让空气跑进去，维持瓶子倒立。

4 把塑料软管（或是可弯曲的吸管）的一端插入瓶口内。

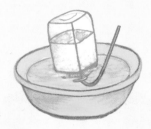

5 深吸一口气后，对着塑胶软管（或吸管）吹气。空气进入瓶子后，瓶内的水位会逐渐下降。在水位降到最低点时，用签字笔在瓶子上做个记号。

6 找同学或家人一起做，看看他们可以从瓶子里排出多少水？比比看，谁的肺活量最大。

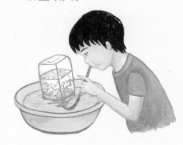

当你深深吸气，并且将空气都吐光时，可以从瓶子中观察到你所呼出的最大空气量，也就是你的肺活量。

不论做什么，我们无时无刻不在呼吸。人为什么要呼吸呢？这是因为人体内有无数的细胞，彼此分工合作维持身体的运作，例如消化食物、说话、运动，甚至睡觉，细胞都在持续地工作。而细胞工作需要消耗大量的氧气，所以人需要不停地呼吸——吸入空气中的氧气，呼出细胞代谢后的废物，即二氧化碳。

有时候在人多且密闭的空间待久了，我们会感到头昏脑涨，这就是氧气不足造成的。人体需要新鲜的空气，就像汽车行驶少不了汽油一样。

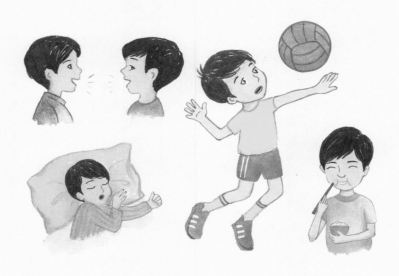

▲ 无论我们醒着还是睡着，吃饭还是说话，都在持续不断地呼吸着。

知识小百科

▲ 氧气与肺泡

当我们吸气时，氧气由鼻腔进入体内，然后经过喉咙、气管，到达肺部。我们的肺分为左右两侧，共有五片肺叶，左边两片，右边三片，每片肺叶就如同一棵大树，有许多分支的树干，称为"支气管"。这些支气管再分支成细小支气管，最尾端的是气囊，称为"肺泡"。人体吸入的氧气最后会到达肺泡。

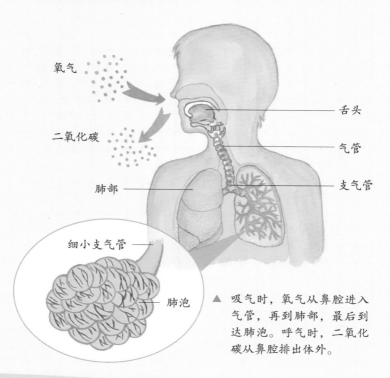

▲ 吸气时，氧气从鼻腔进入气管，再到肺部，最后到达肺泡。呼气时，二氧化碳从鼻腔排出体外。

▲ 在肺泡内进行气体交换

肺脏大约有数百万的肺泡，其外表如葡萄，上面布满了密密麻麻的毛细血管。当肺吸进氧气时，红细胞就会将进入肺泡的氧气运送到全身的细胞，提供给细胞利用。另外，血液也会把身体各部位细胞里的二氧化碳运送到肺泡，在我们呼气时，二氧化碳再经过支气管、气管，从鼻腔排出体外。身体就通过一呼一吸，在肺泡里进行气体交换，获得氧气，排出二氧化碳。

氧气 ●●

吸气时

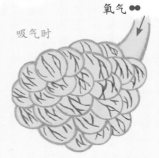

▲ 肺泡鼓胀，充满氧气，毛细血管里的红细胞会将肺泡里的氧气带走，运送到全身。

二氧化碳 ●●●

呼气时

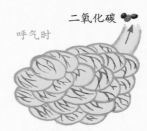

▲ 肺泡塌陷缩小，肺泡里的二氧化碳被排出体外。

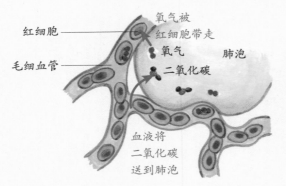

红细胞

毛细血管

氧气被红细胞带走

氧气

二氧化碳

肺泡

血液将二氧化碳送到肺泡

◄ 氧气和二氧化碳在肺泡中进行交换。

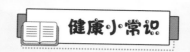

健康小常识

▲ 多运动

　　人在空气不流通的地方待久了之后，经常会觉得头昏脑涨，这是因为身体里的氧气不够了。

　　平常我们呼吸时，用到的空气量很少，但是在剧烈运动时，吸吐的空气量，可以高达平常的20倍！所以，多运动可促进血液循环，促进身体内大量的气体交换。偶尔到郊外做做深呼吸，也会让我们变得更健康。

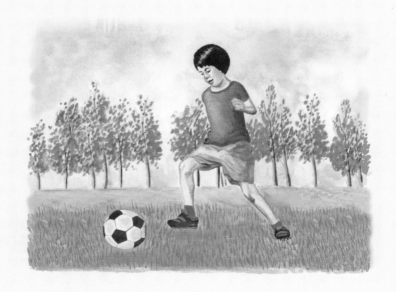

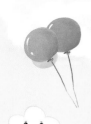

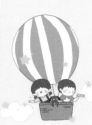

身体怎么排出水分

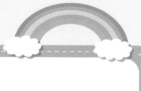

我们的身体每天都会流失大量的水分，除了上厕所和出汗之外，身体还会通过其他方式排出大量的水分。今天通过简单的实验来了解一下吧！

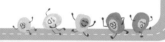

动手小实验

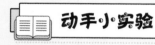

准备材料

一卷医用胶带

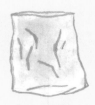
一个透明塑料袋
（大小足以包裹住脚掌）

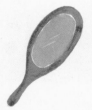
一面镜子

实验一

1 用塑料袋套住不穿袜子的脚掌，袋口在脚踝部位绑好，再用胶带环绕几圈固定，避免有缝隙。

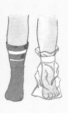

2 在室内自由行走。20分钟后，感受一下两脚有没有什么不同？被塑料袋包住的脚掌是否出汗了？

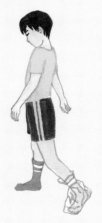

3 仔细观察一下塑料袋，可能会看到有一点雾气，打开塑料袋摸摸看，里面是否有少量的水？

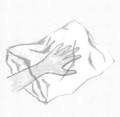

实验二

1 用纸巾将镜子擦拭干净。

2 把镜子拿到眼前，尽量靠近自己的脸，但不要碰到脸或嘴唇。

3 对着镜子轻轻呼气，或轻吹一口气，然后仔细观察镜面的变化。

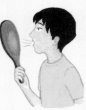

4 吹气时，镜面上会有一层雾气，再用手指摸摸看，那就是水蒸气凝结成的水。

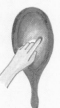

人体是由无数细胞组成的，细胞内外都充满了液体，因此，水是人体相当重要的组成部分。我们的身体里有70%是水分，通常年纪越小，身体含水量越高。

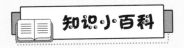

▲ 通过水分排出废物

细胞活动时，会产生一些代谢后的废物，需要通过水分从身体内排泄出去。每天，除了我们看得见的尿液之外，呼吸时所呼出的水蒸气与二氧化碳，以及不知不觉中流的汗，也都是身体散失水分、排出废物的方式。所以，我们每天都需要补充足够的水分。

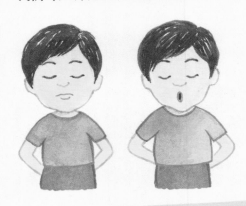

◀ 我们呼气时，除了排出二氧化碳，同时也会排出少量的水蒸气。因此，我们在呼吸时，不知不觉间，身体也会散失掉不少水分。

▲ 肾脏制造尿液

　　饮食中的水分经过人体吸收后，多余的水分会经由呼吸、汗液和尿液排出体外。其中，排尿排出的水分量最大。以30公斤重的小朋友来说，一天的排尿量大约800~1400毫升，呼气、流汗和皮肤蒸发的水分可达300~800毫升。

　　肾脏是制造尿液的重要器官，其位于后背中间，左右各一个。细胞代谢后的废弃物会通过血液来到肾脏，由肾脏再逐一过滤，留住对身体有用的物质，如葡萄糖、氨基酸等，还有大部分的水分，不必要的废物和多余的水分则形成尿液，排出体外。

▶ 身体代谢后产生的废物，经由血液来到肾脏。肾脏制造的尿液由输尿管进入膀胱储存，当尿液累积到一定的量，我们就会感到尿意并想上厕所了。

肾脏

输尿管

膀胱

尿道

▲ 身体借散热调节体温

我们呼气、排尿和流汗，不只排出体内的代谢废物和多余的水分，也是身体调节体温的方式。

人是恒温动物，体温保持恒定，通常维持在37摄氏度左右。当体温上升时，例如运动过后，我们就会大量流汗，呼吸急促，利用汗液在皮肤表面蒸发，以及呼出水蒸气，将体内多余的热能释放出来，以降低体温，维持身体内部温度的恒定。

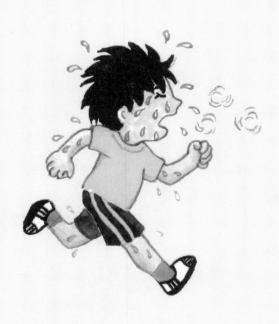

健康小常识

▲ 多喝水减少肾脏的负担

肾脏有非常复杂、弯曲的回路，可以有效调控体内的水分和电解质。如果水喝得少，或是食物吃得太咸，肾脏就会很努力地把水分尽量留在体内，减少排尿量。多喝水可以帮助肾脏轻松地工作，也能使体内代谢的废物和有毒物质通过正常的尿量排出体外。

感觉有尿意时，就要去上厕所，不要憋尿，以免尿液在体内存留时间太长，造成细菌在尿液中繁殖，导致尿道感染，引发膀胱炎，甚至肾脏炎。

另外，维护肾脏健康，也要注意饮食。许多有毒物质是经由肾脏排出体外的。因此，多吃天然、健康的食物，饮食清淡，听从医生的建议用药，避免服用来源不明的药品，这样才能减少肾脏的负担。

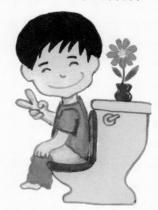

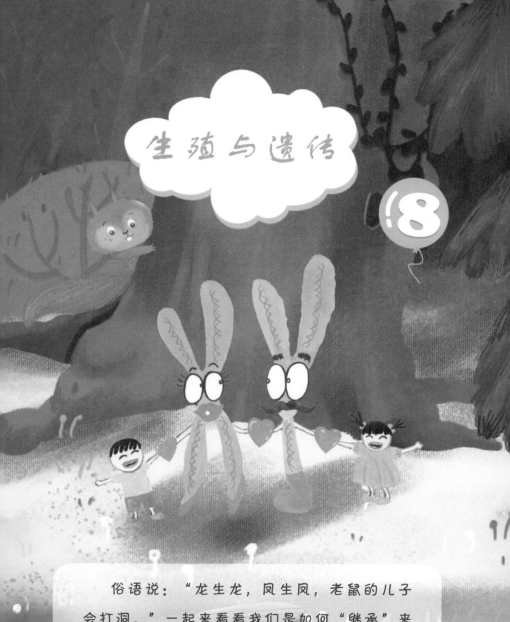

生殖与遗传

8

俗语说："龙生龙，凤生凤，老鼠的儿子会打洞。"一起来看看我们是如何"继承"来自父母亲的特质的。生男或是生女，哪一个机会更高呢？

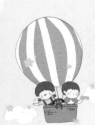
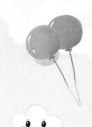

性染色体决定
你是男还是女

小朋友，有没有想过你为什么是男生，或是女生？你知道性别是如何被决定的吗？通过以下的小实验，让围棋的白子与黑子告诉你答案。

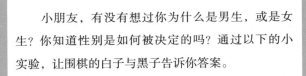

准备材料

一把剪刀

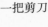

一支笔和一个圆规

一卷胶带

两个不透明杯子

两张白纸

围棋白子5颗
与黑子15颗

1 先在一张白纸上写下两组字"卵子"和"精子",再将这两组字分别剪下来,贴在两个杯子上。

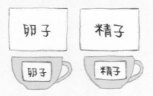

2 数好围棋的数量,在贴有"卵子"的杯子内放10颗黑子,然后在贴有"精子"的杯子内放5颗黑子。

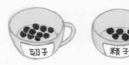

3 在贴有"精子"的杯子内继续放5颗白子,然后将杯内的白子和黑子充分混合。

4 用圆规在另一张白纸上画出直径3厘米的圆形,共10个。

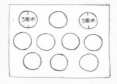

5 将两个杯子靠近你,白纸放在杯子前方。

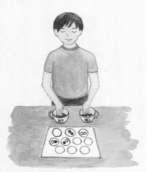

6 闭上眼睛,左右手分别从杯子里随机各拿出1颗棋子,放进纸上的其中一个圆形里,不要刻意选择白子或黑子。

7 继续分别从两个杯子里各拿出1颗棋子,放进另一个圆形。重复这样做,直到杯子内没有棋子了,而每个圆形里都有两颗棋子。

对比结论

在上面的实验中，每一个圆形代表出生婴儿的性别，两颗黑色棋子代表女生，一黑一白代表男生。在这10个"婴儿"中，有5个是女生，5个是男生。通过实验你会发现，生男孩和生女孩的概率是一样的。

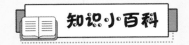

▲ 性别藏在基因里

就像一颗小种子逐渐发芽长大，我们也是由父母分别提供的细胞——精子和卵子，两者结合之后经过一段时间的孕育成长，才逐渐成为婴儿的模样。精子和卵子分别携带了具有父母遗传特性的生命密码DNA（基因），DNA决定了我们是男生还是女生。

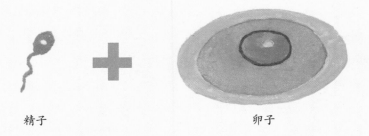

精子　　　　　　　　　　　卵子

我们的身体是由细胞组成的，生命密码DNA则藏在细胞里的23对染色体里，其中有一对染色体会决定我们的性别，它叫作"性染色体"，每个人都有一对，也就是每个人有两个性染色体。女性有两个X染色体，即"XX"；男性则有一个X染色体和一个Y染色体，即"XY"。

由于妈妈的卵子只提供一个X染色体（实验里的黑子），爸爸的精子提供X染色体（实验里的黑子）或Y染色体（实验里的白子）。精子和卵子结合之后就成为XX（女性），或是XY（男性）了。

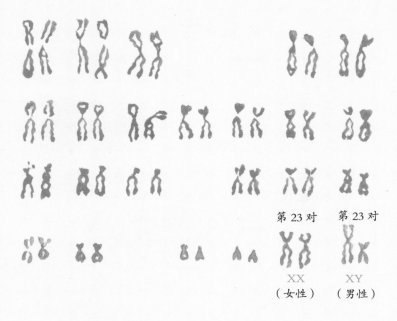

第 23 对　　第 23 对

XX　　　　XY

（女性）　　（男性）

▲ 人体有23对染色体，第23对染色体决定性别。

▲ 在妈妈肚子里的九个月

我们的生命是从妈妈的子宫开始的。精子和卵子在妈妈的身体里结合，形成一个"受精卵"。受精卵很快一分为二，每一个小细胞再不断地分裂为两个细胞。接着，原本的受精卵就成为一大团细胞。经过持续的细胞分裂，细胞数量不断增加。与此同时，细胞的形状也开始变得各式各样，功能和特性也变得不同，有些成为神经细胞，有些则成为肌肉细胞或血细胞等，新生命就这样出现了。

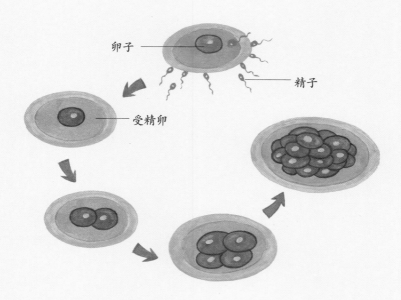

卵子

精子

受精卵

▲ 精子和卵子结合后，就形成了"受精卵"。受精卵会分裂
为两个细胞，经过持续的细胞分裂，细胞数量增加，原本
的受精卵就成为一大团细胞。

胎儿在妈妈体内是逐渐成形的，大约在第四周就可以听到心跳声，之后会慢慢长出四肢和五官。五个月左右，妈妈有时候会感受到小宝宝轻轻踢自己的肚子，小宝宝也能听到爸爸妈妈跟他们说话。

胎儿在妈妈的子宫内通常需要待上九个月，才会发育完全，然后准备出生和大家见面。

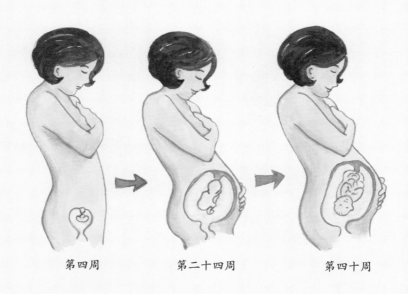

第四周　　　　　第二十四周　　　　　第四十周

▲ 胎儿在妈妈体内逐渐成形。

▲ 肚脐

　　观察一下你的肚子，中间是不是有一个凹进去的肚脐？你知道我们为什么会有肚脐吗？

　　胎儿在妈妈的子宫内，四周充满了羊水，胎儿就是通过肚脐上的脐带，吸收妈妈提供的氧气和消化过的营养物质。当我们出生之后，医生会将脐带剪断。一个月左右，接触空气后的残余脐带会自动掉落，于是就留下了肚脐。

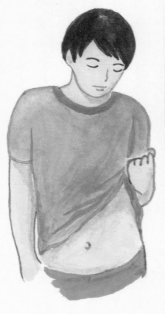

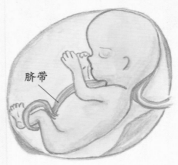

脐带

▲ 胎儿在子宫内，通过肚脐上的脐带，吸收妈妈提供的氧气和消化过的营养物质。

◀ 腹部下方凹进去的地方，就是肚脐。

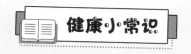

▲ 按摩腹部让身体更健康

　　腹部有许多重要的器官，如肠、胃等消化器官，经常按摩腹部，对身体是有好处的。以肚脐为中心顺时针或逆时针方向按摩，可以帮助消化，还能使排便更顺畅。

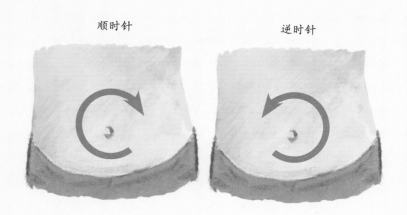

顺时针　　　　　　　逆时针

▲　以肚脐为中心，顺时针或逆时针方向按摩腹部，可以帮助消化。

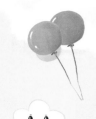

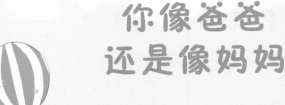

你像爸爸还是像妈妈

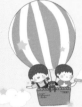

有没有人说你长得像爸爸或像妈妈？为什么我们会遗传父母的基因呢？通过简单抛掷硬币的实验，我们就可以了解遗传是如何形成的。

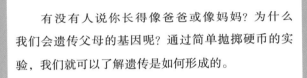
动手小实验

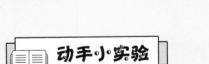
准备材料

一把　　一卷　　一卷　　两枚硬币　　　两张白纸　　一支笔
剪刀　透明胶带　厨房纸巾　　　　　　　　　　　　　一把尺子

1 在一张白纸上按图示写下"T""t""T""t"四个英文字母。

2 把字母剪下来，用胶带贴在每个硬币上，硬币一面贴上"T"，另一面贴上"t"。

3 用尺子在另一张白纸上画出以下表格。

	第一回	第二回	第三回	第四回	第五回
TT					
Tt					
tt					

4 将纸巾铺在桌面上，把纸巾边缘压平。

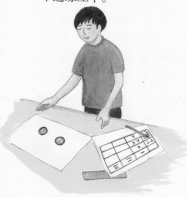

5 开始第一回投掷硬币，并将硬币分别包覆在两个掌心当中，稍微摇晃一下，然后往下抛进纸巾里。

6 看一下硬币上的英文字母，如果是两个T，就在第一回的TT栏旁画一个×；如果是Tt，就在Tt栏旁画×；如果是两个t，在tt栏旁画×。

7 再重复四次抛掷硬币的动作，并做记录。

8 找同学或家人一起做做看，多试几回，看看结果如何。

> 如果实验的次数够多，平均而言，TT、Tt和tt出现的概率比会是1：2：1。

对比结论

　　我们每个人都是由父母的精子与卵子结合之后，孕育而成的。在精细胞与卵细胞内，含有携带父母亲遗传特征的物质基因（DNA），这些基因决定了我们的许多特征，包括肤色、身材、脸型和血型等。

　　所以，父母的某些特质会通过基因传递给子女，这就是"遗传"，它是一份来自父母亲赠予我们的珍贵礼物。

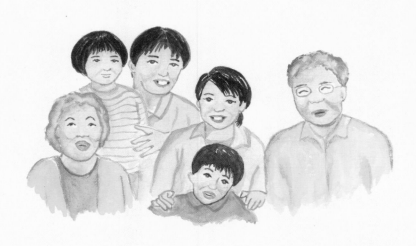

▲ 父母与子女之间面貌相似或具备共同的
特征，都是基因遗传的结果。

▲ 遗传是怎么发生的

大部分的遗传特征可分为显性与隐性。"显性"是指遗传的特性会表现出来；"隐性"则是指遗传的特性不会表现出来。显性的基因形态可用"TT"或"Tt"代表；隐性的基因则以"tt"代表。

举例而言，酒窝就是属于显性的遗传特征。有酒窝的人，基因形态是"TT"或是"Tt"；没有酒窝的人，基因的形态则是"tt"。如果父母双方都有酒窝，而且父母双方的基因形态都是"Tt"，那么，生下来的孩子可能有酒窝（基因形态为"TT"或"Tt"），也可能没有酒窝（基因形态为"tt"）。

从下面的表格可得知，孩子有酒窝的比例为75%（TT占25%，Tt占50%），没有酒窝的比例则是25%（tt占25%）。

	T	t
T	TT	Tt
t	Tt	tt

注：蓝色区块表示父亲提供的基因；
黄色区块表示母亲提供的基因。

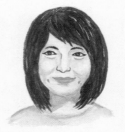

▲ 有酒窝的人，可能是遗传了来自父母双方具有酒窝的基因"TT"或"Tt"。

▲ 其他形式的遗传

孟德尔是现代遗传学之父，100多年前，他从豌豆的系列实验中发现了遗传的奥秘。之后经过科学家不断地研究发现，许多遗传特质并不是单纯地由两对基因控制，而是经由多对基因共同操控，例如身高、体型、肤色、智商等。这些遗传的表现，也受到后天影响，因此具备肥胖基因的人可经由后天的努力，通过控制饮食和运动，将体重维持在合理的范围内。

此外，有些疾病也会遗传，例如色盲症、血友病和白化病。科学家正在努力研究，想知道基因和许多疾病的关系，引发特定的疾病是哪一种基因，以及这些遗传特性究竟是如何受到外在的影响而表现出来的。如果了解了这些，我们就可以在生活中尽量避免疾病发生了。

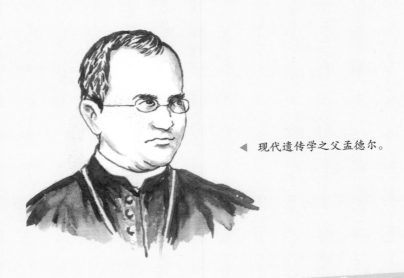

◀ 现代遗传学之父孟德尔。

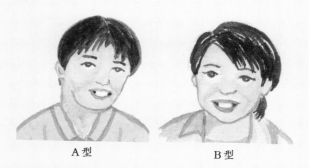

健康小常识

▲ 猜一猜你的血型

人有四种血型，血型与基因的关系分别是：A型（AA或Ai）、B型（BB或Bi）、O型（ii）和AB型（AB）。

如果爸爸是A型（基因形态是Ai），妈妈是B型（基因形态是Bi），那么，生下的孩子可能有哪几种血型？

A型　　　　　　　　B型

答案：

	A	i
B	AB	Bi
i	Ai	ii

可能生下A、B、O、AB四种血型的孩子，
概率各为25%。

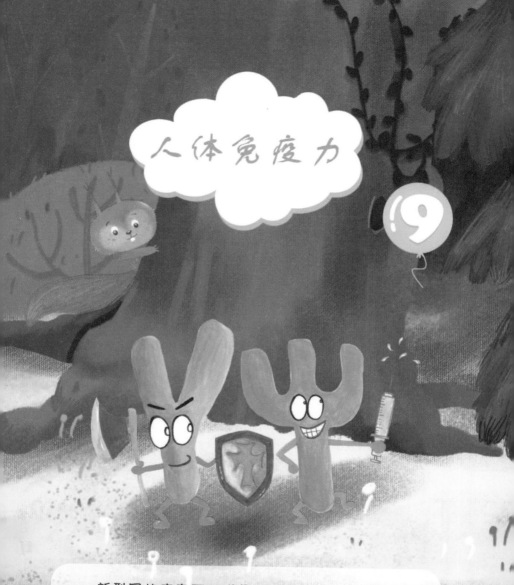

人体免疫力

新型冠状病毒可以说是一种超级大病毒。让我们一起来认识它吧！为什么洗手可以预防感染？人体又是如何阻挡病毒和细菌的攻击？此外，除了洗手和戴口罩，还有什么方法可以提高身体的免疫力呢？

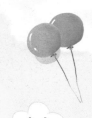
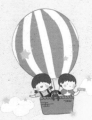

大家一起来抗疫

2019年年底，新型冠状病毒开始肆虐全球，造成重大伤亡，经济受到严重影响，小小的病毒竟然可以带来如此大的危害。老师说，戴口罩、勤洗手、给环境消毒，就可以避免感染。今天通过简单的实验，来了解为什么勤洗手能够预防病毒感染？

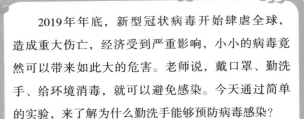

动手小实验

准备材料

一碗水

一瓶胡椒粉

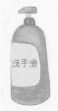
一瓶洗手液

1 碗里倒入八分满的水。

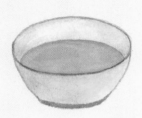

2 将胡椒粉洒进碗里，使它们均匀密布在水面上。

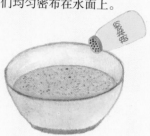

3 将一根手指伸入碗内，仔细观察水面，会发现胡椒粉仍均匀地悬浮在水面上，没有太大的变化。

4 双手沾水后，抹上洗手液，再将手指伸入碗中，可以看见胡椒粉立刻远离沾有洗手液的手指，这个现象体现的就是洗手液的清洁原理。

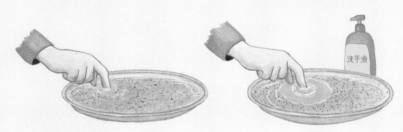

对比结论

    洗手液的每个细小分子，同时含有亲水与亲油的分子结构。当沾了洗手液的手指放进水中时，亲油的部分会聚集在一起，将浮在水面上的胡椒粉往外推。我们洗手搓揉时，洗手液的亲油结构会和病毒含有脂质成分的外壳聚集，破坏病毒的结构，最后通过冲水的步骤，将黏附在手上的病毒和其他脏污物质一起冲掉。

图1 　　　　　图2 　　　　　图3

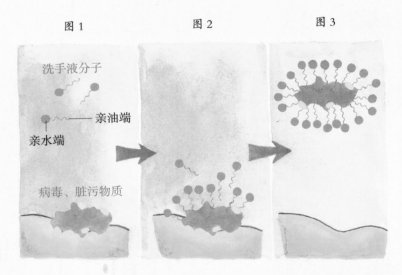

▲ 洗手液溶解于水中，会分解成许多细小的分子（图1），亲油的一端会附着于病毒表面或脏污物质上（图2），在冲洗时一起将病毒带走（图3）。

知识小百科

▲ 新型冠状病毒是什么

　　自然界存在着上千万种肉眼看不见的细菌和病毒，其中会让人生病的只占少数。早期人类面对传染病是无能为力的，直到发明了显微镜后，人们才真正看见细菌的样貌，而比细菌更小的病毒，则要等到光学显微镜问世，才被人类所认识。

　　细菌的遗传物质是双股的DNA紧紧缠绕在一起，缺乏核膜包裹，与细胞质没有明显的界线。病毒的结构比细菌更简单，这次引爆全世界重大疫情的新型冠状病毒，就是病毒中的厉害角色，它的球形外壳包裹着简单的遗传物质RNA。病毒是介于生物和非生物之间的物质，无法单独存活，只有在宿主体内才能表现出生命现象并且大量繁殖。

　　新型冠状病毒主要通过飞沫，或是眼、口、鼻的黏膜进入人体。人体细胞一旦被感染，病毒就利用细胞内的资源不断自我复制，最后导致细胞死亡，释放出成千上万个病毒，病毒再感染健康的细胞。这就是小小的病毒为什么能够使人生病，甚至死亡的原因。

　　新型冠状病毒的感染力极强，被感染的人会通过唾液、喷嚏等途径，将病毒再传染给其他人。因此，在短短几个月内，新型冠状病毒会席卷全球，很多国家及重要城市都被波及。

▲ 人体的防御系统

病毒或细菌来势汹汹，人体当然也不是好惹的。人体的第一道防线是皮肤和黏膜，皮肤可以阻挡病原体进入体内；口腔、鼻腔和呼吸道的黏膜能够将外来物质慢慢推出体外；黏液含有破坏病原体的酵素；胃酸能杀死大部分的病菌。第二道防线是体液中的白细胞（如吞噬细胞和杀菌细胞），它们会四处巡逻，攻击外来异物，当身体需要对付外来病原体时，白细胞数量会大幅增加。第三道防线则是免疫器官和免疫细胞，通过识别对人体的有害物（如病原体），产生抗体与之结合，使病毒无法产生破坏力。

病毒或细菌能否致病，通常和入侵的数量与自身的免疫力能否与之抗衡有极大的关系。因此，提升自身免疫力，减少接触病菌的机会都是必要的。勤洗手、戴口罩能够有效阻隔与病毒或细菌接触的机会，小小动作成了防疫的"大功臣"。

在医疗的层面上，可以研发疫苗，通过少量、毒性较弱或是已死亡的病毒，诱发人体内的免疫功能，就像流感疫苗一样。此外，我们还可以发明抗病毒药物。

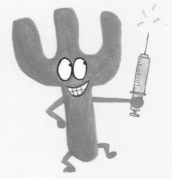

健康小常识

▲ 提高免疫力

提高免疫力，最重要的是保证充足的睡眠。睡眠能够帮助细胞修复，缓解身体的疲劳，除此之外，睡眠也可以让大脑得到休息，有助于记忆和学习。

研究发现，当我们熬夜到凌晨三点时，血液中的杀菌细胞减少了30%，白细胞的活动力也变差了。如果整晚熬夜，第二天杀菌细胞的数量会大幅减少，此时，潜藏在周遭的各种病毒、细菌会伺机而入，身体就容易生病，例如感冒。如果长期缺乏足够的睡眠，身体的免疫力自然也会下降。

一般而言，成人每天需要8小时的睡眠，孩童每天约需9~10小时以上的睡眠。怎么知道自己的睡眠是否充足呢？有几种简单的方法可以判断：首先，早上不靠闹钟就能自动醒来；其次，如果一躺下，五分钟内就呼呼大睡，表示你可能太累了，缺乏足够的睡眠；最后，如果白天频繁地打瞌睡，也是睡眠不足的表现。